レジデントのための

医療統計の
ポイント

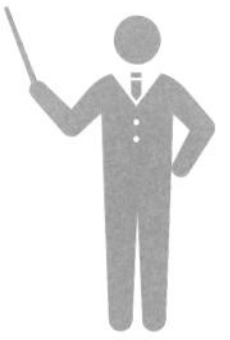

臨床研究からEZR実践まで

梶原浩太郎 著 柳川堯 監修

東京図書

【対象】

これから医療統計を勉強しようとする方

勉強しようとしてつまずいた方

特に，専門用語や数式が苦手な方

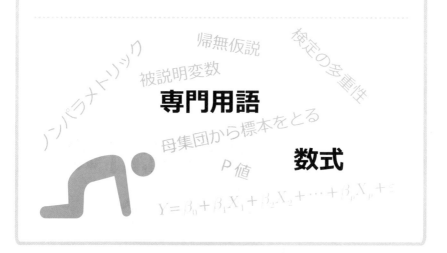

医療統計では専門用語や数式を難しく感じがちです．

論文でよく見かける P 値を説明できるでしょうか？

色々な説明がありますが，「仮説を立て帰無仮説が正しいという仮定のもとで，得られたデータから計算された統計量と同じかそれより極端な値をとる確率」です．国試の出題者が間違える[1]くらい難しい用語です．

統計学は各分野で独自の発展をしたので，しばしば用語が統一されていません．例えば，医療統計，医学統計，臨床統計はほぼ同じ意味です．不偏標準偏差という用語はしばしば定義が違います（→ p.19, 20）．

医療統計は数式を使った学問です．しかし，数式のために医療統計がとっつきにくいと感じる医師は多いです．「やさしい」統計学がやさしくなかった，「入門」統計学で入門できなかったことはありませんか？

【効能・効果】

　医療統計の考え方を知ることで

　　1. エビデンスを吟味できる

　　2. 臨床研究をしたくなる

【用法・用量】

　通常、リラックスしながら読む

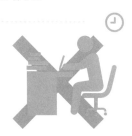

　医師が医療統計を使うのは，エビデンスを日々の診療に役立てることや，臨床研究で後に繋がるエビデンスを作るためです．

　そのためには，数式を理解しなくても，医療統計の考え方が分かればなんとかなります．

　統計の本は，統計家の先生が正確に書くと数式で難しくなりやすく，医師が分かりやすく書くと間違いだらけになりがちです．分かりやすく，かつ致命的な間違いがないよう柳川堯先生に監修していただきました．ぜひリラックスして読んでください．

　本書では，医師が最低限これくらい知っておいた方が良いという医療統計の考え方を，臨床研究を中心にまとめました．

　本書は Office home & business 2019 または Office 365, EZR 1.55, G*Power 3.1.9.7 に対応しています．

　執筆にあたり，著者は開示すべき COI 関係にある企業などはありません．

EBMは臨床に不可欠

①臨床上の疑問 を探す

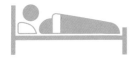

②解決するための
エビデンス を探す

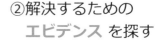

③妥当性，信頼性，結果，
臨床的意義 を検討

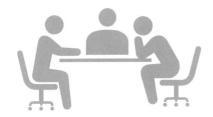

④目の前の患者さんに
当てはまるか

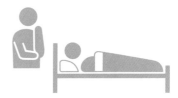

臨床では目の前の患者さんについて，

- どの薬が一番効くの？
- 慣例でやってきた処置は効果があるの？
- 偉い先生が言ってることは合っているの？
- 製薬会社の宣伝は本当？
- 新しい治療法は効果があるの？

などの臨床上の疑問がでてきます．

　文献や成書で，臨床上の疑問を解決するための科学的な根拠（**エビデンス，Evidence**）を探します．

　エビデンスの妥当性・信頼性・結果・臨床的意義を吟味します．

　エビデンスが目の前の患者さんの環境や意向に沿ったものかを，状況に合わせて調整します．

　この EBM（Evidence-Based Medicine，根拠に基づいた医療）のためには，医療統計の考え方が役立ちます．

医療統計は臨床研究に不可欠

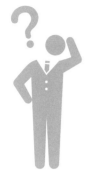

Clinical Question

Research Question

臨床研究＋医療統計

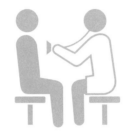

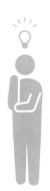

Evidence

　臨床上の疑問（**Clinical Question**）は，臨床研究のテーマとなる疑問（**Research Question**）にできます．

　例えば，化学療法をしている肺癌患者さんにコロナワクチンを安全に接種できるのか・効くのかを疑問に思います．調べても明らかなエビデンスは見つからなかったので，「肺癌で化学療法中の患者さんを対象とし，コロナワクチンを接種し，他の基礎疾患がある患者さんと，抗体価・コロナウイルス感染率・副反応を比べる」という Research Question を作ります．

　この Research Question に医療統計を使い，その研究で何を推測したいのか（**estimand**）を決め，臨床研究することでエビデンスを作ることができます．

高いエビデンスレベルには医療統計

システマティックレビュー / メタアナリシス
ランダム化比較試験
コホート研究
ケース・コントロール研究

医療統計がないと超えられない壁

症例報告
専門家の意見

　症例報告には医療統計は不要です．各学会の規定によりますが，症例報告は7～9例までなのでエビデンスレベルが低いです．症例報告よりも高いエビデンスレベルの臨床研究には，医療統計が必要です．

医療統計でできること

要約する

関係（特に因果関係）を示す

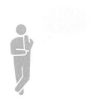

予測する

　医療統計は，患者数の推移や生存率をみたり，ある疾患をサブタイプ別に分類するなどの状況把握や要約ができます．

　関係，特に因果関係も示せます．疾患になりやすいリスク因子があるか，疾患に薬が効くかを示せます．

　予測もできます．リスク因子から将来の疾患リスクを予測したり，薬が効く確率を予測できたりします．

　また，検査が陽性のときに本当に疾患がある確率を計算することもできます．

　値を推定（estimation）したり，仮説が正しいか検定（test）したり，これらを確率で示すのが得意です．

　ただし，世界に1例しかないような稀なことは解析できません．臨床で目の前の患者さんをどうするのか，大まかな予測はできても，100%の予測はできません．

統計の間違いは患者さんに失礼

間違った統計で発表する医師

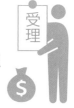

査読で指摘せずに載せる雑誌

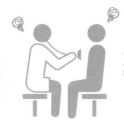

費用
時間
労力

メリットなし
実害

　医療統計の間違いはしばしばあります．本邦の学会や査読がある商業誌では，間違った統計解析で発表されていることがあります．

　以前から医療統計の間違いが多いのはスキャンダルだと言われてきました[2]．医療統計の間違いで不利益を被るのは，発表者よりも共著者よりも患者さんです．

　臨床研究に参加している患者さんは，直接の利益がなく不利益も被りやすいです．カルテ記録やアンケート調査では，患者さんに実害はほぼありません．

　しかし，実際に薬などを試す研究は，患者さんに負担がかかるだけでなく有害事象などの実害もあります．

　医療統計の間違いは，不利益を被ってでも参加していただいた患者さんに大変失礼なことになります．統計の専門の方に研究協力をお願いするとしても，最低限知っておいた方が良いことをまとめました．

目　次

第4章 解析の実際

4 臨床研究の相談先

第 1 章

統計のキホン

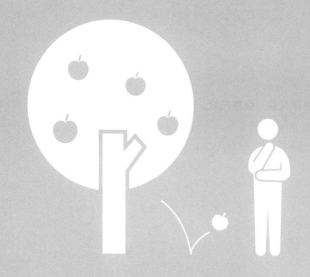

1 要約する

データの尺度

	順序	間隔	足し算・掛け算	情報量
名義尺度 性別，住所，血液型，人種，○○の有無など	ない		できない	少
順序尺度 MRC 息切れスケール，徒手筋力テスト，要介護度，病期，Japan Coma Scale など	ある	異なる	できない	
間隔尺度 体温（℃）など	ある	同じ	＋ －	
比率尺度（比例尺度） 絶対的な 0 を意味する 0 点がある 身長，体重，濃度，血圧など	ある	同じ	＋ － × ÷	多

- 統計では，要約する**記述統計（descriptive statistics）**，推定する**推測統計（inferential statistics）**，仮説を確率で判断する仮説検定の 3 つを使います．

- まずは**要約**です．データの性質を確認し，データの性質により 4 つの尺度に分類します．尺度によって要約の方法が変わります[3]．

- 4 つの尺度は**名義尺度**，**順序尺度**，**間隔尺度**，**比率尺度（比例尺度）**の順に情報量が多くなります．

順序に意味があるなら順序尺度以上，間隔が同じなら間隔尺度以上，絶対的な
0 があれば比率尺度です．

間隔尺度では加減（＋－）ができ，比率尺度では乗除（×÷）ができます．例
えば，体温（℃，摂氏温度）は順序に意味があり，1℃の間隔はどこでも同じ
です．0℃は絶対零度ではなく，10℃を2倍にしても20℃にはならないので
間隔尺度です．

患者さんの属性を示すものは名義尺度，問診票のスコアは順序尺度や間隔尺度，
vital sign や labo data は比率尺度が多いです．

memo
名義尺度と順序尺度を**カテゴリデータ**，間隔尺度と比率尺度を**数量データ**と呼びます．

順序尺度？ 間隔尺度？

間隔は違う

徒手筋力検査（manual muscle testing : MMT）

5	Normal	強い抵抗を加えても，運動域全体にわたって動かせる
4	Good	抵抗を加えても，運動域全体にわたって動かせる
3	Fair	抵抗を加えなければ重力に抗して，運動域全体にわたって動かせる
2	Poor	重力を除去すれば，運動域全体にわたって動かせる
1	Trace	筋の収縮がわずかに認められるだけで，関節運動は起こらない
0	Zero	筋の収縮は認められない

Numerical Rating Scale（NRS）

間隔は同じ？違う？

0　1　2　3　4　5　6　7　8　9　10

今まで経験した一番強い苦痛を 10 としたら，今の苦痛は？

- スコアは**順序尺度**と**間隔尺度**の間のような，ビミョーなものがあります.
- 順序尺度でも等間隔で 5 ～ 6 段階以上であれば間隔尺度とみなして解析する派[4]もあれば，みなさない派[5]もあります.
- 5 段階の**リッカート尺度**（例えば，とても同意する，やや同意する，どちらとも言えない，やや同意しない，とても同意しない）は 5 段階の順序尺度とみなすことが多く[6]，複数の項目の点数を合わせる場合は間隔尺度とみなすことが多いです[7].
- 等間隔で 10 段階以上あれば，**間隔尺度とみなせる順序尺度**と考えることが多いです.
- 例では，MMT は間隔が異なるので順序尺度とした方が良く，NRS は 11 段階で等間隔なので間隔尺度とみなすこともできます.
- 他には，SOFA は順序尺度（NEJM 2017;377:419-430.），GCS は順序尺度（Ethiop J Health Sci 2021;31:807-816.）での解析例がありますがなかなか判断が難しいです.

大雑把な尺度フローチャート

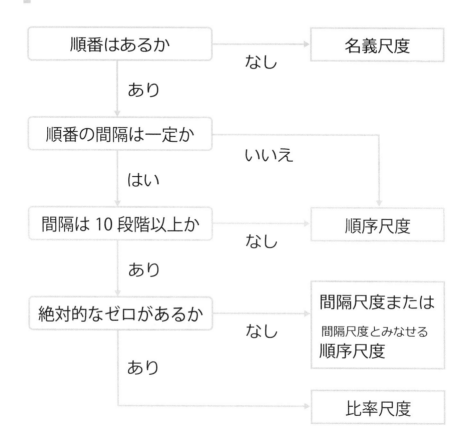

順序尺度の扱いは意見が分かれますが，このフローチャートに沿って分類すれば大きな間違いにはなりません．

比率尺度と間隔尺度と，間隔尺度とみなせる順序尺度は，解析においては区別しなくても問題ありません．

memo

数値にはつながった値を取る**連続変数**と，とびとびの値を取る**離散変数**があります．間隔尺度・比率尺度は連続変数であり，名義尺度・順序尺度は離散変数です．

名義尺度・順序尺度を要約

最頻値（mode）
最も頻度が多い値

全て書き出す

例）

	no. (%)	
Male sex	120 (57.1)	⎫
Coexisting conditions		⎪
Asthma	21 (10.0)	⎬ 名義尺度
COPD	11 (5.2)	⎪
Age		⎪
≧65yr	35 (16.7)	⎭
Stage		⎫
ⅢA, ⅢB	75 (35.7)	⎬ 順序尺度
ⅣA, ⅣB	135 (64.3)	⎭

- **名義尺度**は性別，住所，血液型，疾患の有無，人種などです．名義尺度のデータを要約するには，最も出現頻度が多い値である**最頻値（mode）**を示すか，全て書き出します[8]．
- 性別は最頻値ではなく少ない方の性を記載することもあります．
- 年齢は比率尺度ですが，高齢者の割合などで示す場合は名義尺度になります．
- **順序尺度**は，主観的評価，Hugh-Jones 分類，徒手筋力テスト，要介護度，病期，Japan Coma Scale などです．順序尺度のデータは，最頻値よりも全て書き出した方が伝わりやすくなります．
- 書き出す際は，データの個数が少ないときは%で表記しません．例えば，6 例 (100%) では%の表記は不要です[8]．
- また，あるなしの 2 択の場合，両方とも表記せず片方のみを表記します．例えば，COPD ありとなしの割合は COPD ありの割合だけを記載します．

間隔尺度・比率尺度を要約

	1つの値で示す **代表値**	データのばらつきを示す **散布度**
データの分布が **偏っていない場合**	平均値 （mean）	標準偏差（SD： standard deviation）
データの分布が **偏っている場合**	中央値 （median）	四分位範囲 （interquartile range）
情報量は少ないが **いつでも使える**	最頻値 （mode）	範囲（range）

間隔尺度・比率尺度の要約は，1つの値で示す**代表値**と，データのばらつきを示す**散布度**があります．

代表値・散布度の種類はいくつかあり，最も元データが想像できるものを選びます．

データの分布が偏っているか（→ p.8）で，代表値と散布度の組み合わせを，**平均値（mean）**と**標準偏差（SD：standard deviation）**にするのか，**中央値（median）**と**四分位範囲（IQR：interquartile range）**にするのかが変わります．**範囲（range）**と**最頻値（mode）**はいつでも使えますが，情報量が少なく元データが想像しにくいです．

度数分布表からヒストグラムを作る

度数分布表

階級 （年齢）	度数 （人数）	相対度数 （割合）
10-19	4	0.02
20-29	8	0.04
30-39	22	0.11
40-49	14	0.07
50-59	26	0.13
60-69	54	0.27
70-79	44	0.22
80-89	28	0.14

ヒストグラム

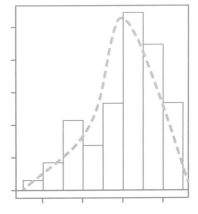

確率分布は
こんな形？

- データの分布が偏っているかは，**ヒストグラム**（histogram）でデータがどのような確率で分布しているか（**確率分布**）を見ます．

- まず，データの数値を分けた区間（階級），データの個数（度数）の表（**度数分布表**）を作ります．

- 次に，度数分布表からヒストグラムを作ります．

- ヒストグラムは，横軸にデータの数値を区間別に，縦軸にデータの個数として，横につながったグラフです．グラフ全体の面積を1とすると，それぞれの区間の面積は，その割合（**相対度数**）になります．

正規分布は最も重要

正規分布
（平均＝0，標準偏差＝1）

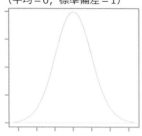

対数正規分布
（平均＝0.5，標準偏差＝0.5）

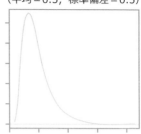

二項分布
（試行回数＝50，成功の確率＝0.5）

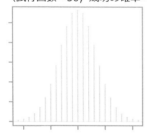

ポアソン分布
（平均＝2）

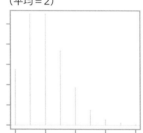

確率分布の形は様々です．確率分布は数式で示されます．興味がある方は Wikipedia などを参照ください．

覚えるべきは正規分布（ガウス分布, Gaussian distribution, normal distribution）の特徴です．左右が対称で，平均値・中央値・最頻値は全て同じ値になります．山の形で例えると，真ん中に山頂が1つあり，山裾は左右対称で端の方に行くほどなだらかです．例えば，身長は正規分布に近いことがあります．

対数正規分布は，対数をとる（log を計算する）と正規分布になります．好酸球数は対数正規分布をとりやすいです．

ポアソン分布は，ある確率で稀なことが起きる回数の分布で，左右が非対称で右側がなだらかです．

二項分布は，結果が成功か失敗かということを何回も行った時の分布で，正規分布に似ています．

間隔尺度・比率尺度の
平均値・標準偏差

- **平均値（mean）**

  全てのデータの値の合計 ÷ データの個数

- **標準偏差 (SD : standard deviation)**

  分散 ＝{(個々のデーター平均値)^2 の総和} / データの個数　として

  標準偏差 ＝√(分散)

確率分布で見てみると…

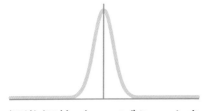

標準偏差 小 ＝ ばらつき少　　標準偏差 大 ＝ ばらつき大

- 次は，それぞれの計算法です．

- **平均値**と**標準偏差**は計算で求められます．

- 標準偏差は散布度を表します. 標準偏差が大きい方がデータがばらついていて,

  確率分布では山裾がなだらかになっています.

間隔尺度・比率尺度の
中央値・四分位範囲

データを値の大きさの順に並べる

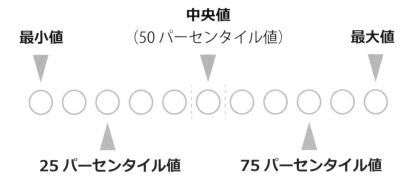

四分位範囲（interquartile range）

本来は「75 パーセンタイル値−25 パーセンタイル値」（マイナス）

医学界では「25 パーセンタイル値 -75 パーセンタイル値」（ハイフン）

中央値は代表値，**四分位範囲**は散布度を示します．

データを値の大きさの順に並べたとき，4 等分する位置にくる値が四分位数で，小さい方から**第 1 四分位数（25 パーセンタイル値）**，**第 2 四分位数（中央値，50 パーセンタイル値）**，**第 3 四分位数（75 パーセンタイル値）**です．

四分位範囲は，本来の意味と医学界の慣例があります．

本来の意味は，文部科学省の平成 29・30・31 年改訂学習指導要領にあるように「75 パーセンタイル値 から 25 パーセンタイル値を引いた値」ですが，New England Journal of Medicine や Lancet など医学界では「25 パーセンタイル値 - 75 パーセンタイル値」と示します[9]．

memo

25 パーセンタイル値・中央値・75 パーセンタイル値の計算方法は何通りもあり，特にデータの個数が少ない場合には統計ソフトによって値が大きく変わることがあります．

確率分布は必ず見る

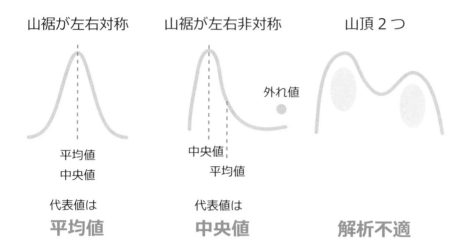

山裾が左右対称

平均値
中央値

代表値は
平均値

山裾が左右非対称

外れ値

中央値
平均値

代表値は
中央値

山頂 2 つ

解析不適

- 代表値を**平均値**か**中央値**にするかは，確率分布をみて決めます．
- 山頂が1つで山裾が概ね左右対称であれば，正規分布に近い（正規分布に従う）と考えます．平均値と中央値は近い値になり，代表値は平均値にします．
- 山頂が1つでも山裾が明らかに左右対称ではなければ，正規分布ではなさそうです．代表値は中央値にします．
- また，極端なかけ離れた値（**外れ値，outliers**）がある場合も平均値が外れ値に引っ張られやすくなるので，代表値は中央値にします．
- 山頂が2つある場合には，性質が明らかに異なる2つのものが混ざっています．何らかの方法で2つに分けないと，適切に要約できません．

代表値・散布度を表記する

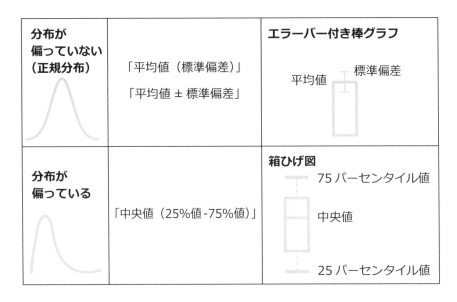

分布が偏っていない（正規分布）	「平均値（標準偏差）」「平均値 ± 標準偏差」	エラーバー付き棒グラフ
分布が偏っている	「中央値（25%値-75%値）」	箱ひげ図

平均値と標準偏差は，グラフは**エラーバー**を使います．

標準偏差の表記は Annals of Internal Medicine のように丸括弧を使う派[8]や，NEJM のようにプラスマイナスを使う派もあります．雑誌や学会の規定に従えば問題ありません．

ただし，「平均値 ± 2×標準偏差」という書き方は，要注意です．これは「このデータは正規分布に近く，"平均値 ± 2×標準偏差"の範囲にデータの95%がある」という統計学的な意味があります．もし年齢の平均値が40歳で標準偏差25というデータをこの方法で表記してしまうと，データの95%は-10〜90歳にある，という意味になります．このようなありえない値をとる時には，分布が偏っていると考えます．

中央値や四分位範囲は，グラフは**「箱ひげ図（ボックスプロット）」**を使います．

「ヒゲ」は外れ値の影響を避ける

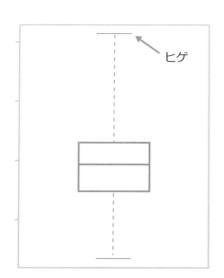

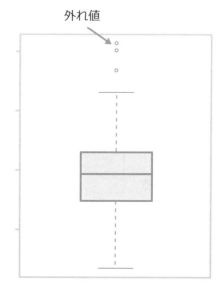

外れ値

ヒゲ

最大値
&
最小値

75 パーセンタイル + 1.5×IQR
&
25 パーセンタイル − 1.5×IQR

memo

箱ひげ図の両端を「ヒゲ」といい，最大値 / 最小値を描く[10]，75 パーセンタイル値 + 1.5 ×四分位範囲 & 25 パーセンタイル値 −1.5×四分位範囲[9] を描く方法などがあります．

中学校の学習指導要領（平成 29 年告示）では「最大値&最小値」を使うことになっていますが，**外れ値**の影響を強く受けます．

試しに，最大値 / 最小値を描く方法と，75 パーセンタイル値 + 1.5×四分位範囲 & 25 パーセンタイル値 −1.5×四分位範囲で描いてみて，もし図があまり違わなければ前者が，大きく図が違うのであれば後者が使われることが多いです．

間隔尺度・比率尺度の
範囲・最頻値

範囲（range）

本来は「 最大値 − 最小値 」

医学界では「 最小値 - 最大値 」

最頻値（mode）

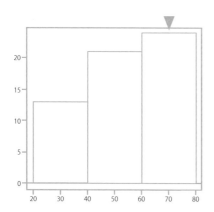 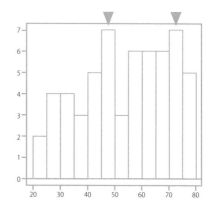

範囲と**最頻値**は，確率分布によらず使えます．

範囲は最大値から最小値をひいた値のことですが，医学界では「最小値 - 最大値」とハイフンで示します．

最頻値は間隔尺度・比率尺度ではあまり使われません．

上の例は年齢のヒストグラムです．左は 20 歳ごとで右は 5 歳ごとに区切っています．左は 60 ～ 79 歳が最頻値になりますが，右は 45 ～ 49 歳と 70 ～ 74 歳の 2 か所が最頻値になります．最頻値は区切り方によって変わってしまいます．

2 推定する

母集団を推測する

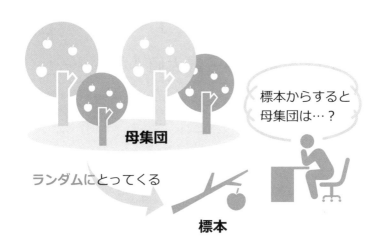

次は，推定する**推測統計**です．推測統計では，得られたデータ（**標本，サンプル，sample**）が属するもっと大きな集団（**母集団：population**）について推測できます．

実際には調べられない値を推定したり，仮説が正しいかを検証する（**検定**する）ことができます．

推測統計では，母集団からランダムに標本を抽出して要約値を調べることで，母集団の要約値を推測します．

難しい言い回しですが，「味噌汁の鍋から，鍋全体の味が均一になるように小皿一杯とって味見をすることで，鍋全体の味を推測する．」とイメージしてください（元ネタは立川志の輔さんの落語です）．

母集団全てを標本としてとってくる**全数調査**では，母集団の情報は精度が高いです．行政がそれぞれの家庭を調べる国勢調査などが例ですが，大変な労力や費用がかかります．

そのため，ほとんどの臨床研究では，母集団から一部の標本をとってきて，母集団の要約値を推定します．

母集団はどこまで?

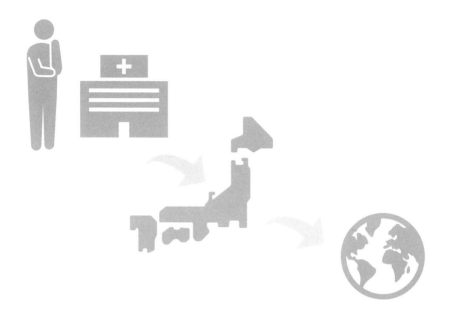

母集団は, 1施設, 地域, 国, 世界など様々です.

例えば, 国内単施設の研究であれば, 母集団はその施設や地域, ぎりぎり本邦
までです.

国内多施設であれば, 母集団は本邦にもできますが, 世界中にするにしては人
種などのデータが足りません.

人種による疾患や薬の効き方や代謝の違いがあり, 海外で行われた臨床試験の
結果を, 日本でも同じ結果が出るとみなして良いかはしばしば問題になります.

本邦を含む国際多施設の場合は, 母集団は参加国全体にもできます.

この母集団という考え方は, 推測や検定など様々なところででてきます.

真の値を推定する

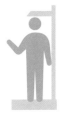

162.3…cm ?

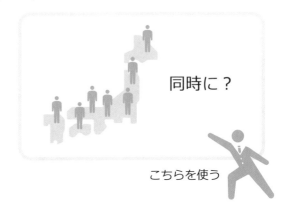

同時に？

こちらを使う

点推定
真の値はここ？

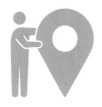

区間推定
真の値はこの辺？

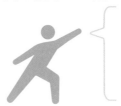

- 1個体の身長を考えます．身長計では目盛りや測定法の限界があって，もっと細かい数値まで測れません．
- 集団の値，例えば日本全国のある時点での身長の平均値を考えます．日本全国で寝たきりや新生児を含め全員同時に測れません．
- いずれも，我々は直接知ることは難しい値ですが，**真の値（真値：true value）**と呼ぶべき1つの値があるはずです[11]．このうち，医療統計では集団（特に母集団）の真の値を推測します．
- 真の値を推定する方法は，2種類あります．ただ1点で推定する**点推定**と，範囲を推定する**区間推定**です．
- 点推定は，スパッと1点で真の値を推定します．
- 区間推定は，ここからここまでの範囲に真の値がありそうと推定します．よく見る **95% 信頼区間**は，区間推定の1つです．

点推定

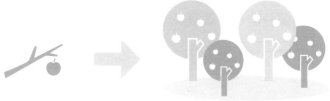

標本	母集団
手元にデータがある	直接見れない 標本から推定する
標本の平均値	母集団の平均値
全てのデータの値の合計 ÷ データの個数	他にいい数字もないので 標本の平均値で点推定
標本の標準偏差 $\sqrt{\dfrac{(個々の値-平均値)^2 の総和}{標本サイズ}}$	母集団の標準偏差 $\sqrt{\dfrac{(個々の値-平均値)^2 の総和}{標本サイズ-1}}$

- 点推定では，標本から母集団の真の値をただ1点で推定します．
- もし単一施設の標本で，本邦の全ての施設を母集団として推定すると，推定がズレることもあるでしょう．でも，他に良い指標がないので，このズレはやむを得ません．
- 推定した値は，偏りがないという意味で「不偏」と頭につけて示します．
- 母集団の平均値は，標本の平均値で推定します．
- 母集団の標準偏差の推定値は，厳密には違いますが上記の式で推定され，**不偏標準偏差**といいます．

memo

標本サイズ（sample size）とは，1回ごとにとってきた / とってくる標本の数のことで，**標本数（the number of samples）**とは標本をとってきた / とってくる回数のことです．ただし，標本数は標本サイズの意味で使われる場合がときどきあります．

√ 不偏分数は不偏標準偏差？

流派 A：√ 不偏分散とする派

$$\text{標準偏差} = \sqrt{\text{標本分散}} \qquad \text{標本分散} = \frac{(\text{個々の値} - \text{平均値})^2 \text{ の総和}}{\text{標本サイズ}}$$

$$\text{不偏標準偏差} = \sqrt{\text{不偏分散}} \qquad \text{不偏分散} = \frac{\text{標本サイズ}}{\text{標本サイズ} - 1} \times \text{標本分散}$$

流派 B：現実的な派

$$\text{不偏標準偏差は} \quad \frac{\sqrt{n-1}}{\sqrt{2}} \cdot \frac{\left(\frac{n-1}{2}\right)}{\Gamma\left(\frac{n}{2}\right)} \cdot \sqrt{\frac{1}{n-1}\sum_{n=1}^{n}(Xi-\bar{X})^2} \quad \text{だが}$$

$$\sqrt{\text{不偏分散}} \quad \text{で代用しても良い}$$

> **memo**
>
> 臨床研究で患者背景を示す表では，標準偏差よりは不偏標準偏差を使うことが多いです．
> 理由は，標本そのものよりも母集団のばらつきを示したいためです．
>
> 厳密には不偏標準偏差は√不偏分散ではありませんが，多くの統計ソフトではこの計算で代用されています．
>
> 専門家でも意見が分かれます．
>
> 不偏標準偏差を√不偏分散と説明する派[12〜14]，厳密には違うけれども√不偏分散で代用して良いとする派[15] があります．

標準誤差は推定の精度を示す

標準誤差＝標準偏差 ÷ √（標本サイズ）

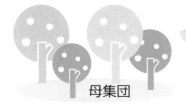

何回もとる（と仮定）

母集団

色々な標本の
平均値がとれる

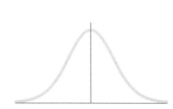

標本の平均値は
正規分布になって
標準偏差が推定できる
（中心極限定理，点推定）

「標本平均の標準偏差」＝「平均値の標準誤差」

> **memo**

標準誤差（SE：standard error，SEM：standard error of mean） は，少し難しい概念です．

母集団から標本をとってきて，標本をみて母集団を推測します．

実際には1回標本をとってくるところを，もしも何回も標本をとってきたとしたらと考えて母集団の平均値を推測します．1回目の標本の平均値，2回目の標本の平均値…と何個もの平均値がとれ，これらは正規分布でばらつくことが統計学的に分かっています．

このばらつきは「標本平均の標準偏差」であり，「平均値の標準誤差」といいます．小さいほど，母集団の平均値を推測する精度が良いといえます．

標準誤差は統計学的に「標準偏差÷√（標本サイズ）」で計算できます．

「図表で標準誤差が示されている場合、『胡散臭い研究と思え』」[16] という意見もありますが，母集団でどれくらいの値になるかに興味があったり，平均値の信頼度を表したい場合は，母集団の平均値の推測値とその精度である標準誤差を使って問題ありません[17,18]．

区間推定　信頼区間

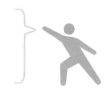

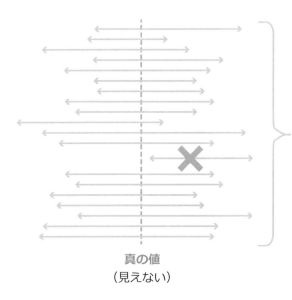

95%信頼区間は
20回に1回は
真の値が入っていない

今回の臨床研究が
どれなのかは分からない

真の値
（見えない）

- **信頼区間（confidence interval）**は，真の値を範囲で推測する区間推定です．
- **95% 信頼区間（95%CI）**は，「標本をとってきて信頼区間を求めることを何回も繰り返せば，その 95% は真の値を含む」というものです．
- 「真の値」はどこにあるか分かりませんが，どこか１点にあります．臨床研究で得られた信頼区間が「真の値」を含んでいる確率は０か１ですが，どちらなのかは分かりません．
- 「95% の確率で『真の差』を含む値の範囲を示す[19]」ものではありませんが，この違う解釈をしても臨床的には大きな問題になりません．

> memo

95%の確率でこの区間に真の値を含むというものは，ベイズ統計の信用区間があります．

第1章 **3** 仮説を確率で判断する

仮説検定で判断する

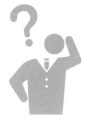

差がない・同じ
帰無仮説

差がある・異なる
対立仮説

帰無仮説が正しいと
仮定しているが
本当に正しい？

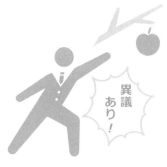

異議
あり!

この標本から得られる値は
帰無仮説と"ムジュン"しています

仮説検定は，仮説が正しいかを統計学的に確率で判断する方法です．

まずは仮説検定の流れを見ていきましょう．

まず，相反する帰無仮説（null hypothesis）と対立仮説（alternative hypotheses）
を用意します．示したいのは対立仮説です．

帰無仮説＝差がない・同じ，**対立仮説**＝差がある・異なるとすることが多いで
す．

帰無仮説が正しいという仮定で，検証していきます．

研究で得られた標本から計算した値（**統計量**）を導き出します．

帰無仮説が正しいなら，このような値はまず出ない・稀であるという帰無仮説
の"ムジュン"を探します．

帰無仮説が正しいときに この標本 と同じかそれ よりも 極端なデータがとれる確率 P は…

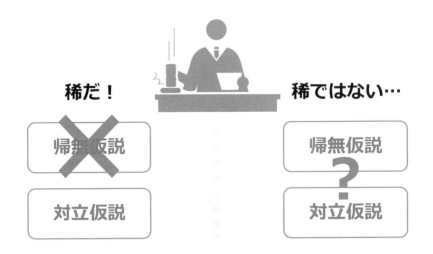

「帰無仮説が正しいときに，この標本から得られた値と同じかそれよりも極端な値をとる確率（**P 値：probability value**）は稀だ！」と示せた場合，統計学的に意味がある（**有意である**）として，帰無仮説は誤りで対立仮説が正しいと判断します．

「稀ではなかった」と示された場合，よくあることが起きただけです．これでは帰無仮説は正しいか誤りか分かりません．

CAPCOM® の『逆転裁判®』のようですが，やっていることは似ています．

仮説検定にはいくつか限界があり，P 値の解釈や，過誤の問題があります．

> **memo**
> この帰無仮説を否定する方法は頻度論という統計法で，ベイズ統計では「仮説が正しい確率」を考えます．豊田秀樹先生は probability that Hypothesis is Correct を提案しています[20].

P値の優しいウソ

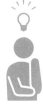

統計学的に正しく
帰無仮説が真であるときに，標本から
得られた値と同じかそれよりも極端な
値をとる確率

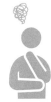

分かりやすさのためのウソ
帰無仮説が正しい確率
帰無仮説が真であるときに，標本から
得られた値をとる確率

P値は，「仮説を立て帰無仮説が正しいという仮定のもとで，得られたデータから計算された統計量と同じかそれよりも極端な値をとる確率 [21, 22]」や，「実際には何の差もないのに誤差や偶然によってたまたまデータのような差（正確にはそれ以上に極端な差を含む）が生じる確率 [23]」です．

ややこしい表現なので，分かりやすく"優しいウソ"を使う派があります．

P値は「帰無仮説が正しい確率」[19] や「違いがあるという結論が間違いである確率」や「帰無仮説が生じる確率」[24]…ではありません．ベイズ統計では仮説が正しい確率を求められますがP値ではありません．

「帰無仮説が正しいのに誤って棄却してしまう確率」でもありません．この確率は，最大でαです（→ p.30）.

「帰無仮説が正しいときに，標本と同じくらい極端なデータがとれる確率」も少し違います．同じ研究はこの世に1つしかないので，同じデータが取れる確率はほぼ0です．

memo
Pは大文字P派や小文字p派がありますが，どちらの表記でも構いません．

P値は効果の大きさを示さない

例1）同じ効果でも標本サイズが大きいとP値が小さくなる

	改善	不変
薬なし	15	15
薬あり	20	10

50%
↓
33%

P=0.3

	改善	不変
薬なし	150	150
薬あり	200	100

50%
↓
33%

P＜0.001

例2）わずかな差でも標本サイズが大きいとP値は小さく出る

A群 血圧平均 147.3, 標準偏差 7.3, n=1,000
B群 血圧平均 148.8, 標準偏差 7.3, n=1,000 $P < 0.00001$

- P値は，統計学的に有意かを判断する指標になりますが，効果の大きさは示しません.
- 例1では，効果は同じでも**標本サイズ**を大きくするだけで，P値は小さくなります.
- 例2は，A群は135〜160の乱数1,000個，B群は136〜161の乱数1,000個で作った血圧のダミーデータです. 1mmHg違うだけで臨床的な意味はありませんが，標本サイズが大きいのでP値は小さくなります.
- $P \leqq 0.05$であっても，偶然に統計学的に意味があるように見えているだけかもしれません. P値だけでは臨床的に意味があるのかないのかは分かりません.

臨床的に有意か?

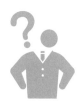

	臨床的に 有意でありそう	臨床的に 有意でなさそう
統計学的に有意 P≦0.05	有意である	有意ではない
統計学的に有意 ではない P＞0.05	有意である or 追試	有意ではない

P値は，統計学的に有意かを判断する指標になりますが，臨床的に意味がある（有意）かは教えてくれません．しかし，何でもかんでもP値で決めてしまう悪い風潮があり，アメリカ統計学会（ASA）やNatureなどでP値の誤解と誤用について警告を出しています[22, 25〜28]．

臨床的に有意かは，95%信頼区間や効果量を見て判断します．

P＞0.05であっても，臨床的に有意でありそうな場合は，有意であると判断するか，判断保留にして追試をします．

P＞0.05のときに，臨床的に有意かを考えずに「差がなかったので同等である」という結論はだせません．

memo

どれくらいなら臨床的に有意かは非常に難しい問題です．予後が何か月延びるかは分かりやすいですが，症状スコアが何点改善したか，VASスケールが何cm短くなったか，などは分かりにくいです．検証的な研究を設計する際にはFDA・PMDAなどの当局と相談が必要です．

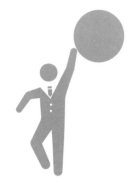

効果量 effect size

単位や標本サイズによらず効果の大きさを示す
標本サイズの計算やメタアナリシスに使われる
絶対的な指標ではない

- 効果量（effect size）は，単位や標本サイズによらず，効果の大きさを示す指標です．臨床研究の計画の際の標本サイズの計算や，メタアナリシスでそれぞれの研究を統合するために使われます．心理学領域でもよく使われます．

- 次ページの表のように効果量の大きさの目安はありますが，絶対的な指標ではありません．効果量の計算方法などは水本篤先生の資料 [29] や大久保街亜先生の書籍 [30] をご覧ください．

表 1

検定（分析）の種類ごとに見る代表的な効果量の指標と大きさの目安

使用される検定（分析）	対象と注意	効果量の指標	効果量の目安 小 (Small)	中 (Medium)	大 (Large)
(1) 相関分析		r	.10	.30	.50
(2) 重回帰分析		R^2	.02	.13	.26
		f^2	.02	.15	.35
(3) t 検定 （t-test）	対応あり・なしともに同じ	r	.10	.30	.50
		d	.20	.50	.80
(4) 一元配置分散分析 (One-way ANOVA)	全体の差の検定	η^2	.01	.06	.14
		partial η^2	-	-	-
		ω^2	.01	.09	.25
		f	.10	.25	.40
	多重比較	r	.10	.30	.50
(5) 二元配置分散分析 (Two-way ANOVA)	主効果	η^2	.01	.06	.14
		partial η^2	-	-	-
		ω^2	.01	.09	.25
多元配置分散分析* (Multi-way ANOVA) *三元配置以上の分散分析	交互作用	η^2	.01	.06	.14
		partial η^2	-	-	-
		ω^2	.01	.09	.25
	多重比較	r	.10	.30	.50
(6) 共分散分析 （ANCOVA）	共変量の影響を取り除いて分析し，主効果，交互作用，多重比較の効果量は (4) や (5) と同じ				
(7) 多変量分散分析 (MANOVA)	多変量検定	multivariate η^2 （multivariate R^2）	-	-	-
		multivariate partial η^2	-	-	-
多変量共分散分析 (MANCOVA)	従属変数ごとの分散分析	主効果，交互作用，多重比較の効果量は (4) や (5) と同じ			
(8) カイ 2 乗検定 （χ^2 test）	2×2 の分割表	$\varphi (= W)$	.10	.30	.50
	2×2 以外	Cramer's V	.10	.30	.50
(9) マン・ホイットニーの U 検定 ウィルコクスンの符号順位和検定 クラスカル・ウォリスの順位和検定 フリードマン検定	検定統計量を Z に変換して r を求める	r	.10	.30	.50

Note. Cohen (1998; 1992), Field (2005), Tabachnick and Fidell (2006) などを基に作成。 効果量の大きさはあくまで目安であるので研究分野によって変わる。(3) d, (4) f, (8) W についての詳細は，Cohen (1988) を参照のこと。 η^2 の大きさの目安は文献によっては，r を 2 乗した r^2 に合わせて，$\eta^2 = .01$（効果量小），$\eta^2 = .09$（効果量中），$\eta^2 = .25$（効果量大）としているものもある。また，partial η^2 の効果の大きさの基準は明確なものがない。multivariate η^2 と multivariate partial η^2 の値は従属変数（dependent variable）の数によって変わるため，効果量の目安は Cohen (1998) を参照。

（英語教育研究 2008;31:57-66. より引用）

αエラーとβエラー

アワテモノ ボンヤリ

		帰無仮説は本当は…	
		正しい	誤り
検定の結果	帰無仮説が誤り（対立仮説が正しい）（P 値≦α）	第 1 種の過誤 αエラー	
	帰無仮説が正しいか誤りか分からない（P 値＞α）		第 2 種の過誤 βエラー

- 仮説検定では α エラーと β エラーの 2 種類の過誤が起きます．

- α は，P 値がそれ以下であれば稀なことが起きたと考えて「帰無仮説は誤りだ．対立仮説が正しい．」と統計学的に有意と判断するので，**有意水準**と呼びます．

- α は臨床研究を計画する際に決めておきます．もし，α＝0.05 に決めたなら，P＝0.049 は統計学的に有意であり，P＝0.051 は有意ではありません．P＞0.05 のときに「統計的に有意な傾向がある」という表現は不適切です．解析後に α の値を変えるのもダメです．

- また，α は仮説検定で，帰無仮説が正しいのに正しくないと判断をしてしまう確率を示すので，**危険率**（significant level）とも呼びます．

- 仮説検定の第 1 種の過誤は，本当は「帰無仮説が正しい」のに「帰無仮説が誤り」と判断する誤りで，あわてものの**αエラー**と覚えます．第 2 種の過誤は，本当は「帰無仮説が誤り」なのに「正しいか誤りか分からない」と判断する誤りで，ぼんやりものの**βエラー**と覚えます．1－β を検出力と言います．αエラーと β エラーは，両方同時に小さくすることはできません．

※例えば α＝0.05 で検定して P＝0.03 で帰無仮説を棄却したとき，帰無仮説が正しいのに誤って棄却してしまった可能性は，最大で 5％ です．

信頼区間とαは表裏一体

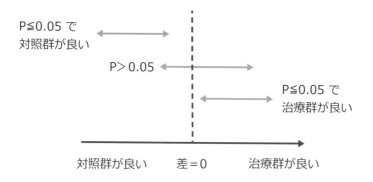

比の場合は，2群の比の95%信頼区間，比＝1

信頼区間と有意水準 α には，「**95%信頼区間** ⇔ α＝0.05」，「**99%信頼区間** ⇔ α＝0.01」のような関係があります．

例えば治療群と対照群の2群の差を表すときは，差の95%信頼区間が0をまたいでいなければP≦0.05で，またいでいればP＞0.05です．

2群の比を表すときは，95%信頼区間が1をまたいでいなければP≦0.05で，またいでいればP＞0.05です．

95%信頼区間は標本サイズが大きく分布に偏りがないとき（正規分布のとき），「平均±1.96×標準誤差」で概算できます．

memo

α＝0.05にすることは慣例になっていました．統計学者のロナルド・フィッシャー先生が定着させたと言われています[31]．日欧米の製薬ガイドラインである，「ICH-E9 臨床試験のための統計的原則[32]」では，両側検定（→ p.38）では α＝0.05とする旨が記載されています．

エラーバーが重なる ≠ 差が有意でない

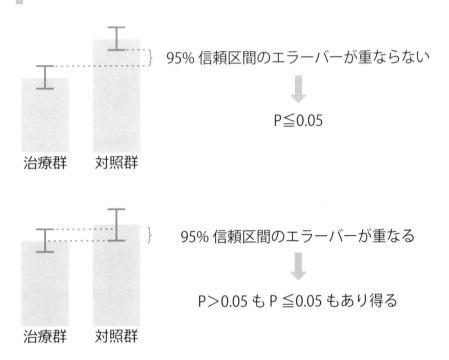

95% 信頼区間のエラーバーが重ならない

⬇

P≦0.05

治療群　対照群

95% 信頼区間のエラーバーが重なる

⬇

P＞0.05 も P≦0.05 もあり得る

治療群　対照群

memo

差の 95%信頼区間が 0 をまたぐかと P 値の関係を示しましたが，それぞれの群の 95% 信頼区間が重なるかも P 値との関係があります．

2 群の 95% 信頼区間のエラーバーが重ならない場合は P≦0.05 です．しかし，重なる場合は P＞0.05 も P≦0.05 もいずれもあり得ます [18, 33]．

検定の多重性は「見すぎ」

それぞれは5%の偶然でも

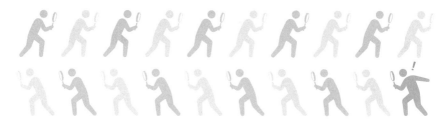

20回のうち 5%の偶然が1回以上起きる可能性は 64%

- αエラーの注意点は，$\alpha = 0.05$ に設定しても5%の偶然がもっと頻繁に起きてしまうことがあります．

- 1つの臨床研究で20回仮説検定をしたら，どれかは偶然に統計学的に有意になってもおかしくありません．「20回検定して，5%の偶然が1回でも起きる確率」は，$(1 - 0.95^{20}) \times 100 = 64\%$ もあります．

- 不適切に検定を繰り返すことで，$\alpha = 0.05$ よりも高い確率でαエラーが起きてしまいます（**検定の多重性**）．

- 検定の多重性は，評価項目が多い，サブグループ解析（→ p.57），3群以上の分析，繰り返し測定をする分析，メタアナリシス（→ p.201）などで問題になります．

- 研究者は統計学的に有意な結果がでれば喜ぶかもしれませんが，検定の多重性への対応をしないことは**P値ハッキング**と言われ不適切な解析方法です．

memo

製薬業界では，検定の多重性を厳重に管理して，αエラーが増えないようにします．これは，「効果がない薬を効果があると言ってしまう」ことを最小限にするためです．

効果量（またはばらつきと効果の大きさ）・α・βが決まれば標本サイズが計算できる

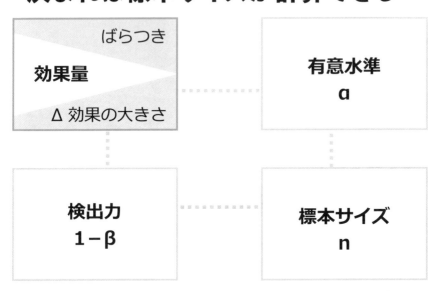

- βエラーの注意点は，研究計画の時点で必要な**標本サイズ**を計算しなければ管理できないことです．
- **効果量・有意水準・危険率α，検出力**（1－β），標本サイズの4つのうち3つが決まれば，残りの1つは計算で求められます．効果量はばらつきと効果の大きさで決まるので，5つの要素で症例数設計のペンタゴンとも呼ばれます[17]．
- これらから計算された標本サイズに，脱落する可能性を考えて10〜20%くらい多めに見積もります．

memo

事後解析で検出力を計算する方法もありますが，P値と**事後検出力**が関連しすぎているので，良くない方法とされています[18, 34]．

どんな効果があるのか想定できない場合は，少数で予備研究（**パイロットスタディ，pilot study**）をすることもあります．

探索的か検証的か

	探索的	検証的
標本サイズの設計は	仮説検定のためではない	仮説検定のため
仮説検定の結果は	参考程度 しない方が良いことも	強いエビデンス

臨床研究には，**検証的**なものと**探索的**なものがあります.

検証的なものは，第3相試験やランダム化比較試験，大規模試験などです. 仮説を立てて，臨床的に有意な差・α・β を考えて標本サイズを設計します. 検定結果は強いエビデンスになります. α は 0.05 以下，β は 0.1 ～ 0.2 とすることが多いです.

探索的なものは第2相試験や，パイロットスタディ，手元にあるデータから仮説を探す研究などです. 標本サイズは，例えば数%の副作用を見つけるために必要なサイズや，手元にあるだけのサイズ，調整する交絡因子の個数×10 などで決めます. 仮説検定のための標本サイズを設計していないため β エラーを管理できません. α は 0.05 ～ 0.1 にすることが多く，β は設定できないことがあります. 特にパイロットスタディ，手元にあるデータから仮説を探す研究では仮説検定は使わない方が良いです. 結果は，記述統計での要約や，推測統計での 95%信頼区間や効果量を参考にします[25].

memo
基礎系の研究では，動物を集められる数で 10 前後の標本サイズで仮説検定することもありますが，臨床研究では症例報告の扱いになり仮説検定をしないことが多いです.

探索的研究でむやみに検定をすると，α エラーも制御できなくなってきます.

介入研究で
標本サイズは最小限に

- 標本サイズが大きすぎると臨床的に意味がなくても P≦0.05 が出る
- 標本サイズが大きいだけ時間・費用・労力がかかる
- 臨床研究に参加する患者さんは不利益を被りやすい

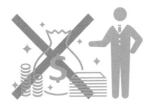 **標本サイズの無駄遣いはダメ**

◎ P 値は効果の大きさを示さず, **標本サイズ**が大きいほど P 値は低くなります. もし効果がほとんどない薬でも, 標本サイズを集めれば P≦0.05 という結果がでます. ただし, 時間・費用・労力のムダです.

◎ 介入研究に参加している患者さんは, 不利益を被りやすいです (→ p.viii). 不適切な標本サイズの設計は, 不利益を被ってでも参加してくださった患者さんに大変失礼なことになります.

◎ 観察研究は患者さんへの不利益は少ないので, 標本サイズの設計はそこまで厳しくありません.

◎ 標本サイズの計算は, フリーウェアの G*power でできます.

Test family，Statistical test：計算する検定の種類

t tests，Means: Difference between two independent means：対応のないt検定

t tests，Means: Difference between two dependent means(matched pairs)：対応のないt検定

F tests，ANCOVA: Fixed effects, main effects and actions：共分散分析

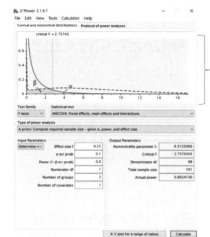

Output Parameters：計算結果

Total sample size：合計の標本サイズ（これを群数で割ると各群のサイズになる）

― 結果のグラフ

Input Parameters：計算で入力する値

A priori：事前の標本サイズの計算

Tails：片側検定（One）か両側検定（Two）か

Effect size：効果量

α err prob：αエラー

Power：検出力．1−βエラー

> memo

標本サイズの計算は，フリーウェアの **G*power** を使います．

Google で G*power と検索すると，hhu のホームページ（https://www.psychologie.hhu.de/arbeitsgruppen/allgemeine-psychologie-und-arbeitspsychologie/gpower）が検索上位に表示されるので，ダウンロードしてインストールします．

詳しい解説は，水本篤先生の資料をご覧ください[35]．

片側検定か両側検定か

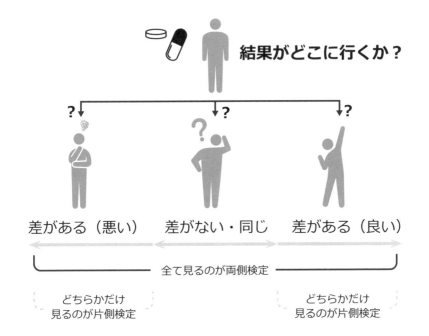

結果がどこに行くか？

差がある（悪い）　　差がない・同じ　　差がある（良い）

全て見るのが両側検定

どちらかだけ
見るのが片側検定

どちらかだけ
見るのが片側検定

memo

得られた標本から計算された値（統計量）は，差がある（悪い）か，差がない・同じところか，差がある（良い）かのいずれかに判定されます．

両側検定（りょうがわ）では，良いか悪いか両方の可能性を見ます．対立仮説は"≠ノットイコール"で考え，差がある・異なるとします．

片側検定（かたがわ）では，良い方か悪い方のどちらか一方に差があるかを見ます．対立仮説は"＞不等号"で考え，差がある（良い）とします．

片側検定か両側検定かは，研究者の興味や仮説の立て方で決める派[36]や，無難に両側検定を勧める派[4, 11, 18, 33, 37, 38]があります．また，JCOG は「検証的試験の統計的原則と試験デザイン」で片側検定を勧めています[39]．

製薬業界では ICH-E9 臨床試験のための統計的原則[32]で，両側検定で α = 0.05，片側検定で α = 0.025，また非劣性試験では片側検定とされています．フィッシャーの正確確率検定など一部の例外を除けば，片側検定の P 値を 2 倍すれば両側検定の P 値に相当します[18]．

不均等割り付けは賛否アリ

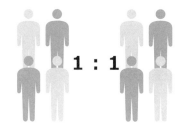 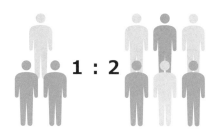

効果量 0.5, α＝0.05, β＝0.2 のとき

| 64 例 | 64 例 | 48 例↓ | 96 例↑ |

計 128 例 計 144 例↑

プラセボ群を減らせる
試験全体の例数は増える

> **memo**
>
> ランダム化比較試験の標本サイズの計算では，割り付け比を決めます．
>
> 2 群を比べる場合，治療群と対照群が 1：1 のとき必要な標本サイズが最も小さくなります．
>
> **不均等割り付け**で 1：2 など治療群への割り付けを増やすと，全体で必要な例数は増えますが，参加者を集めやすくなったり有害事象を確認しやすくなることがあります．
>
> ただし，治療群の方が効果があると分かっているランダム化比較試験は行ってはいけません．不均等割り付けは，治療群の方が効果があると分かっているのでは，と懸念をもたれるので推奨されないこともあります[39]．

非劣勢試験が許されるとき

a）標準治療がない場合

プラセボ vs 新規治療 ➡ 優越性試験

新規治療が効果で勝つか？

b）標準治療がある場合

プラセボ vs 新規治療 ➡ 倫理的に不可

標準治療 vs 新規治療 ➡ 優越性試験

新規治療が効果で勝つか？

➡ 非劣性試験

有効性以外で勝つ新規治療が

標準治療よりも効果が劣らないか？

- 薬の承認のための介入研究には，**優越性試験**と**非劣性試験**があります[39]．
- 優越性試験は新規治療がこれまでの治療よりも効果が優れているか，非劣性試験は新規治療が標準治療よりも効果が劣っていないかを調べます．
- 標準治療がない場合は優越性試験を行い，勝てば新規治療が標準治療になります．新規治療に，副作用や用法など効果以外のデメリットを上回るだけの効果があるのかを評価します．
- 既に標準治療がある場合は，プラセボ群は患者さんが明らかに不利益を被るのでできません．
- 標準治療と新規治療を比べる場合は，優越性試験と非劣性試験のいずれもあり得ます．非劣性試験は，新規治療に副作用や用法など効果以外のメリットがある場合に，標準治療よりも効果が劣っていないかを調べます．

非劣勢試験はゲタを履かせる

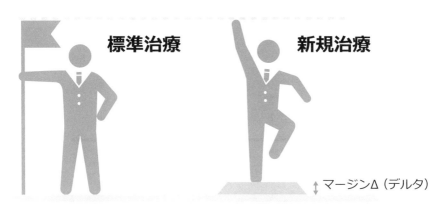

標準治療　新規治療

マージンΔ（デルタ）

下駄の大きさ（マージン）が許容範囲なら OK

非劣性試験では，標準治療と同じくらいの効果があるか，新規治療に下駄である非劣性マージン（Δデルタ）を履かせて評価します．下駄の大きさが許容範囲なら非劣性ありとします．

結果的に下駄がマイナス，つまり新規治療の方が効果が大きくなっても構いません．非劣性試験をして非劣性を示した後に，優越性試験にスイッチしてもそこまで大きな問題はありません．しかし，優越性試験で思うような結果が出なかったので後から非劣性試験にスイッチするのは問題が多いとされます．

非劣性試験では FAS (→ p.98) は結果が良く出すぎるため，FAS と PPS (→ p.98) で同じ結果が出るかを確認します．

memo

非劣性から優越性の切り替えも問題があるという意見もあります[40, 41]．

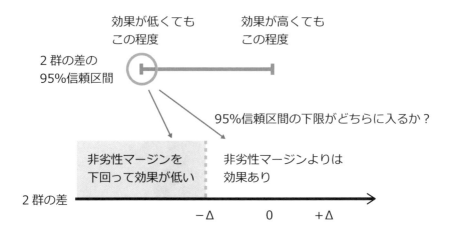

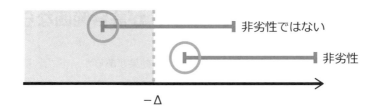

非劣性の判定には P 値よりも 95%信頼区間を使います．判定は同じですが，95% 信頼区間の方がマージンの大きさと比較しやすいためです．

2 群の差の 95%信頼区間の低い方の値は，治療の効果が低くてもこれくらいはあるだろうという値です．

－Δを下回れば非劣性マージンを超えて効果が低いと判定し，上回れば非劣性ありと判定します．

誰がそんなマージンを許容するのか

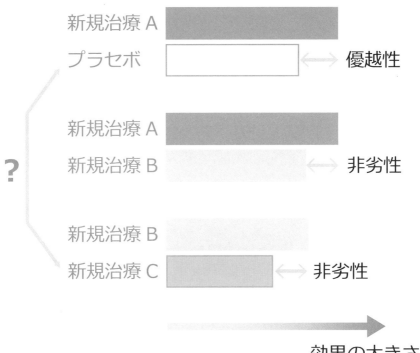

- 臨床的に許容できる差（**非劣性マージンΔ**）を大きく設定しすぎると，何回も非劣性試験を繰り返したときに，新規薬の効果が落ちていく危険性（**バイオクリープ，bio creep**）があります．Δは最初の新規薬とプラセボとの差よりは小さくします．

- 非劣性マージンは，それだけ効果が落ちても本当に許されるのかが非常に難しいです．FDAやPMDAなどの当局と合議が必要です．里見清一先生曰く，「いつ爆発するか分からない不発弾（『誰がそんなマージンを許容すると決めたんだ』という患者団体からの苦情）を抱えた試験」[42] です．

第 2 章

因果関係を示す

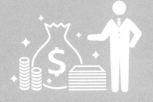

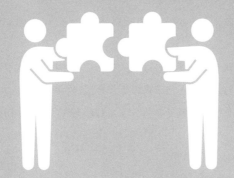

効果は直接は見えない

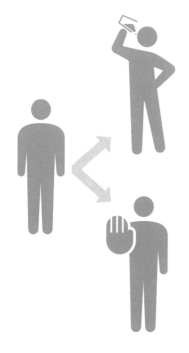

薬を飲んだときの結果

この差が 効果
…でも，個人では
どちらかしか見れない

薬を飲まなかったときの結果

- 医療統計では，関係，特に**因果関係**を示すことができます.
- そもそも，薬を飲んだら効くという因果関係はどうやって示したら良いでしょうか?
- 薬の効果は，薬を飲んだ時の結果と，薬を飲まなかった時の結果の差です. 個人では薬を飲むか飲まないかのどちらかしかできないので，必ずどちらかの結果しか見れません.
- ドラえもんのタイムマシンがあれば…，もしくはきりかえ式タイムスコープがあれば分かるかもしれません. 未来のことを「これから――したらどうなるか」を見ることができる秘密道具です（ドラえもん 1983;27:65-74.）.

見れない方の結果を「見る」

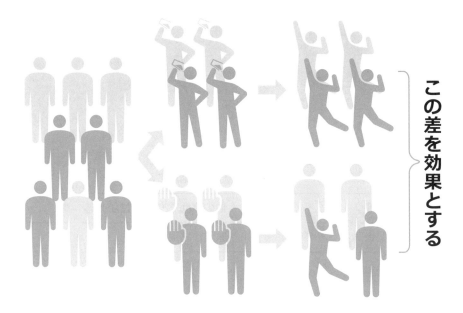

この差を効果とする

我々は時間を戻したり未来を見ることはできません．その代わりに，「薬を飲んだ」，「薬を飲まなかった」という 2 群を臨床研究で比べることで，見れない方の結果を擬似的に見て，効果を調べようとしています．

薬を飲んだ**治療群**と，薬を飲まなかった**対照群**（コントロール群）で背景が同じであれば，結果の差は薬の効果として因果関係を示せます．

memo

治療群は調べるものによっては**処置群**と，介入研究では**介入群**と言いますが同じ意味です．

因果関係とは

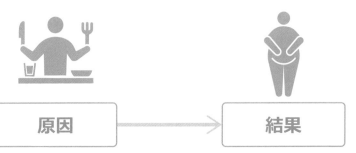

強固な関連	原因と結果に**密な関連**
一致した関連	他の集団でも**再現性**がある
時間的な関係	原因が結果よりも**先**
量反応関係	原因の量が多いほど結果が多い
整合性のある，もっともらしい関連	生物学などで機序を説明できる

ご飯を食べることと，お腹が膨れることは**因果関係**があります．ご飯と満腹感には強い関連があり，ご飯を食べた多くの人がお腹いっぱいになり，ご飯を食べることが必ず先で，食べるほどお腹はいっぱいになり，胃が膨れて血糖値が上がり満腹感を感じます．

因果関係を示すには，

　　原因と結果が直接関連しているか？

　　原因が必ず先に起こっているか？

　　原因と結果が比例の関係，つまり相関関係にあるか？

　　機序が説明できるか？

などのいくつかの関係を示します．なお，因果関係の考え方は様々であり，他の考え方もあります．

因果関係を正しく示すには

データを正しく観測

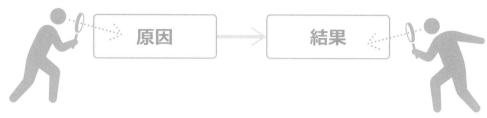

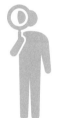

関係を正しく評価

我々が得られるデータには誤差があります．不正確なデータからは不正確な結果しか出てきません．因果関係を正しく示すために，原因と結果のデータを正しく観測します．

関係を矢印で示した**パス図**を描いてみます．因果関係は原因から結果まで1本の矢印で示せるような関係です．原因と結果が逆になっていないか？　原因や結果に影響する他の要因はないか？　などを考えます．

本当に「原因」と「結果」?

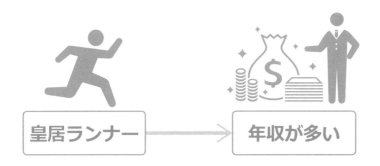

| 皇居ランナー | → | 年収が多い |

……走ったら年収上がるの?

- 原因と結果に見えるものは多数あります.
- スポーツ雑誌（RUNNERS 2010;9:9-18.）に，男性の皇居ランナーの年収は700万以上が54%という記事がありました．これを例に，皇居の周りをランニングすると年収が多くなるという因果関係があるかを考えてみましょう.

「真の」因果関係

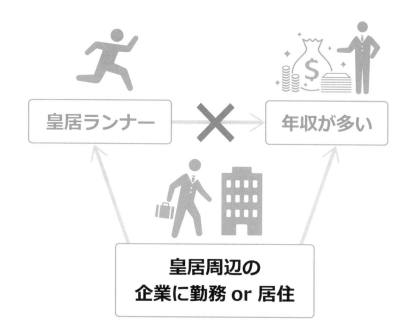

皇居の周りをランニングしても，年収には直結しません．

皇居周辺にある企業や住宅は一等地であり，その辺りに勤める会社員や住民の年収は高く，皇居でランニングをしている可能性も高いでしょう．また，時間や収入に余裕がある方が皇居周辺でランニングしているかもしれません．

「研究目的とする原因」と「結果」の両方に関連する因子**（交絡因子）**があることで，「研究目的とする原因」と「結果」に因果関係があるように見えてしまうこと**（疑似相関）**があります．

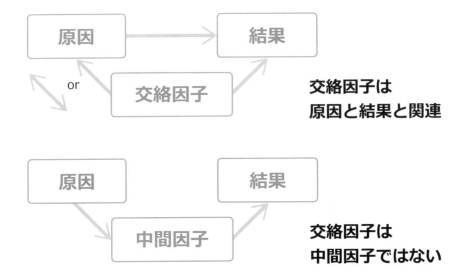

交絡因子は
原因と結果と関連

交絡因子は
中間因子ではない

memo

◉ **交絡因子**と間違えやすいものに，中間因子（**中間変数**，**媒介変数**）があります．

◉ 交絡因子は，原因と関連があります．交絡因子からの片矢印を描いたり[11]，関連を示す両矢印[43,44]を描きます．

◉ 中間因子は，原因から結果までの途中にあるものであり，交絡因子ではありません．

◉ 例えば，新型コロナウイルス感染症で，治療薬を原因と，生存率を結果と考えたとき，入院7日めの酸素化は交絡因子・中間因子どちらでしょうか？　入院7日めの酸素化は，治療薬から影響されるので交絡因子ではなく中間因子です．

◉ 中間因子は解析に入れてしまうと，因果関係が示しにくくなります．

因果関係に見える?

疑似相関	交絡因子
アイスクリームの売り上げとプールの事故	気温
皇居ランナーと年収	勤務先，住居
小学生の握力と計算能力	年齢
体重と年収	年齢
モルヒネ使用量と ARDSの予後	病状
抗菌薬の投与種類と肺炎の予後	肺炎の重症度

疑似相関では，因果関係がないのに，交絡因子のために因果関係があるかのように見えます.

疑似相関では，相関関係はあっても因果関係はありません.

例えば，モルヒネ使用量と ARDS など重篤な疾患の予後は相関して見えます. モルヒネで予後が悪くなるのではなく，末期の苦痛にモルヒネが使われるため，疑似相関です.

抗菌薬の投与種類が多いほど肺炎の予後が悪く見えます. 抗菌薬の副作用で予後が悪くなるのではなく，重症に複数の抗菌薬を併用するため，疑似相関です.

交絡因子の影響を除いて因果関係を正しく示すには

大体この４つ！

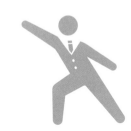

層別解析
ランダム化
マッチング
多変量解析

◎ 因果関係を正しく示すために交絡因子の影響を除く**（調整する）**方法があります[45].

◎ 層別解析，ランダム化，マッチング，多変量解析の大体この４つです.

◎ **層別解析**は，交絡因子でデータを分けてから比べる方法です.

◎ **ランダム化**は，介入研究で，対照群と治療群などを無作為に割り付けて背景を同じにする方法です.

◎ **マッチング**は，ケース・コントロール研究で，対照群と治療群などの背景を揃える方法です.

◎ **多変量解析（multivariate analysis）**は，交絡因子を含めて解析することで，交絡因子の影響を除いて解析する方法です.

検定で交絡因子の影響を除くには

> **単独で交絡因子の影響を除ける多変量解析**
> 重回帰分析，MMRM… など

or

組み合わせて

> **単独では「差があるか」しか分からない検定**
> ウェルチの t 検定
> マン・ホイットニー U 検定
> ブルンナー・ムンチェル検定
> 対応のある t 検定
> ウィルコクソンの符号付順位検定
> フィッシャー直接確率試験
> カイ二乗検定
> ログランク検定
> …など

> **交絡を取り除く方法**
> 層別解析
> ランダム化
> マッチング

多変量解析は**交絡因子**の影響を除くことができますが，それ以外の解析はそれだけでは交絡因子の影響を除けません．

例えば，t 検定などの「差があるか」しか分からない解析では，層別解析・ランダム化・マッチングと組み合わせて使うことで，因果関係を示しやすくなります．

層別解析で交絡を除く

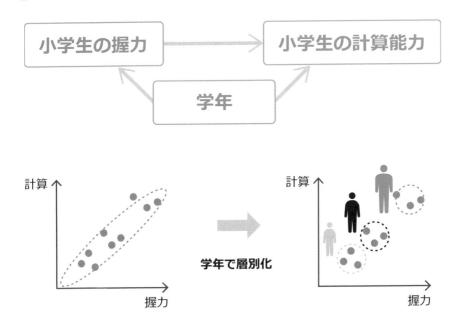

◈ **層別解析**は，標本を交絡因子の特徴で分けることで，交絡因子の影響を除きます．

◈ 例えば，小学生の握力と計算能力は比例しており，因果関係があるように見えます．しかし，握力と計算能力には因果関係はなく，学年が上がるごとに握力も計算能力も高くなっているのが真の因果関係です．学年は交絡因子なので学年で層別化すると，握力と計算能力には因果関係がなさそうと示せます．

層別解析の欠点

交絡因子で
層別化

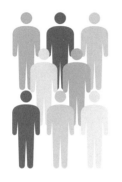

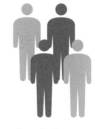

標本が少ない！

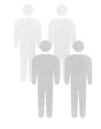

層別解析は，**層別化**をするごとに標本が半減してしまいます．**標本が少なすぎ**ると，因果関係が本当にあるのか分かりにくくなります．何層もの層別化は標本サイズが集めにくくなることから，現実的ではありません．

また，層別化の仕方で結果が変わってしまうことがあり，研究者の主観によります．

memo

サブグループ解析と層別解析は似ていますが少し違います．

サブグループ解析は，相乗効果（交互作用）を見つけるためにグループ分けしてそれぞれ解析する方法です．また，特定の条件で結果が異なっていないかを見るためのものです．検定の多重性の問題や検出力の低下が起きます[46]．

層別解析は，結果に影響しそうな因子が割り付け群で偏っているときに，層ごとに分けてからまとめて解析します．因果関係を示しやすくなります．

イメージは，食材を細切れにしてまとめて食べるのが層別解析，細切れにして1つずつ食べるのがサブグループ解析です．

マッチングで交絡を除く

治療群　　**対照群**

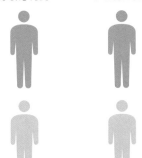

解析者が選んだ背景を
揃えていく

多少のズレは許容

マッチングできないデータが出る

- **マッチング**は，**ケースコントロール研究**で用いる方法です．治療群と対照群で背景が同じであれば，2群の結果の差を効果と考えます．
- マッチングでは，背景を揃えるように標本を組み合わせていきます．
- 一卵性双生児などでなければ，背景が全く同じ標本は見つかりません．背景を何項目も合わせようとすればするほどマッチングできなくなります（**次元問題**，**次元の呪い**）．ある程度のズレを許容したり，マッチングさせる項目を限定したりしてマッチングします．
- マッチングでは，マッチングできずに解析から除外されてしまう標本がでてきます（**サポート問題**）．せっかくのデータが勿体ないですが，マッチングのためには除外します．

どのようにマッチングするか？

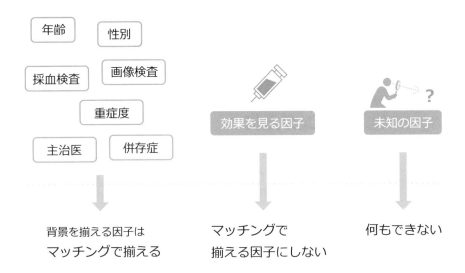

	効果を見る因子	未知の因子
年齢　性別　採血検査　画像検査　重症度　主治医　併存症		

背景を揃える因子は
マッチングで揃える

マッチングで
揃える因子にしない

何もできない

マッチングをするには，標本のデータを，背景を揃える因子，結果に影響しない因子,効果を見る因子に分けます. 分けるのは研究者の大事な作業です. データがなかったり研究者の考えが至らなければ，うまく背景を揃える事ができません.

背景を揃える因子は，交絡因子になりそうなものを選びます. **年齢**は多くの研究でマッチングで揃える因子です.

効果を見る因子は，その研究で調べる治療薬などです. これを間違ってマッチングしてしまうと，効果があるか分からなくなってしまいます（**オーバーマッチング**）.

結果に影響しない因子は放置します. また，未知の因子があるかもしれませんが，これには何もできません.

ランダム化で交絡を除く

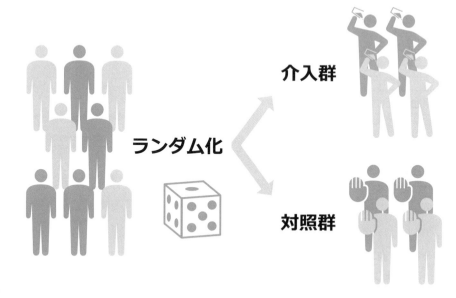

介入群

ランダム化

対照群

- ランダム化（**無作為割り付け，ランダム割り付け**）とは，介入研究で，ランダムに治療群か対照群かを割り付ける方法です．
- 治療群と対照群で背景が同じであれば，2群の結果の差を効果と考えます．
- ランダム化をすると，十分な標本サイズであれば介入以外の背景を同じにすることができます．

ランダム化は未知の因子も揃える

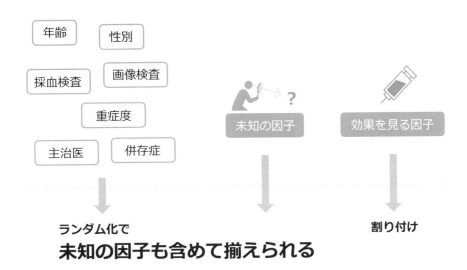

ランダム化で
未知の因子も含めて揃えられる

ランダム化はマッチングと異なり，測定されていないデータや，未知の性質も含めて背景を揃えられます．治療群と対照群で背景を揃えることで，因果関係を示しやすくなります．

効果を見る因子は，ランダム化で対照群と治療群などで割り付けます．

乱数

5820974944
8214808651
4811174502
4428810975
4564856692
7245870066
7892590360
3305727036

サイコロ

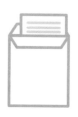

△ 封筒

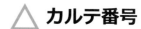

△ カルテ番号

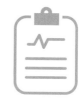

memo

- **ランダム化**は，**乱数**（ランダムな数列）・**サイコロ**，封筒などを使う方法があります．

- ランダム化で重要なのは，医師に割り付けを予想されないかです．もし医師に悪意があれば，都合の良いように割り付けされてしまいます．

- **封筒法**は，封筒の中に割り付けが書いてある封筒を選ぶ方法です．簡単で費用が掛かりませんが，選ぶ前に中を見ようと思えば見えてしまう，残りの封筒の中身が予測できてしまうなどのデメリットがあります．

- カルテの末尾の数値はほぼ予測できてしまうので，あまり使われていません．この方法は**準ランダム化**と呼ばれます．

単純ランダム化は均一とは限らない

20 回振ったら	
1 の目	2
2 の目	1
3 の目	6
4 の目	4
5 の目	5
6 の目	2

100 回振ったら	
1 の目	15
2 の目	17
3 の目	17
4 の目	15
5 の目	21
6 の目	15

奇数を対照群，偶数を介入群に分けると…

対照群：13

介入群：7

対照群：53

介入群：47

単純ランダム化は，乱数やサイコロを使って，完全にランダムに割り付ける方法です．例えばサイコロを振って，奇数なら対照群，偶数なら治療群に割り付けます．

期待値はそれぞれの面が出る確率は 1/6 で，1：1 に割り付けられるはずです．標本サイズが大きければ理論値に近づきます（**大数の法則**）が，標本サイズが小さいと偶然誤差によってばらつきます．

試しにサイコロを振ってみると…

20 回振ったら，対照群 13，治療群 7 と，2 倍近い不均等になりました．100 回振ったら，対照群 53，治療群 47 と，ほぼ均等になりました．

標本サイズが小さいと割り付けが不均等になりやすく，患者背景のバランスもとりにくくなります．

ランダム化と割り付けのバランス

1 : 1 で に割り付けるとして

ブロック法

最小法

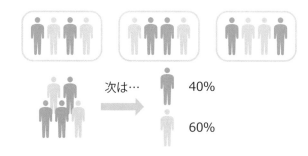

次は… 40%

60%

- 割り付けのバランスをとるために，完全ではないランダム化をする方法もあります[47].
- **ブロック法（置換ブロック法）**は，何人かのブロックを作って，その中で均等になるようにします．医師に割り付けを予想されないように，ブロックの人数を何通りか用意したり，どのブロックを選ぶかをランダムにしたりします．
- **層別ブロックランダム化（層別置換ブロック法）**は，患者背景によって層別したブロックを作り，ブロック内でランダムに割り付けて患者背景を揃える方法です．
- **最小化法**は，割り付けが均等になるように，次に登録される患者さんを割り振る確率を変えます（**動的割付**）．例えば，治療群 3 人と対照群 2 人が集まっている状態では，次の患者さんを治療群 40%・対照群 60% の確率で割り付ける，または必ず対照群に入れます．人数だけではなく，患者背景を揃えるように割り付けることもあります．

ランダム化できないとき

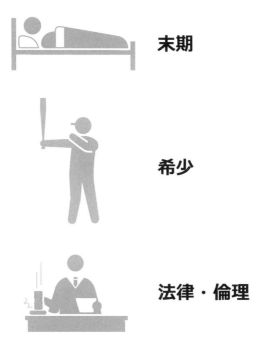

末期

希少

法律・倫理

ランダム化できない状況はしばしばあります.

末期癌の場合,死が間近に迫っているので,介入研究に参加するだけの余裕が
なく,ランダム化は難しいです.

希少な疾患では,ランダム化するだけの標本サイズが集められません.

法律や倫理に反することもできません.例えば,未成年にお酒を飲ませるラン
ダム化はできません.

対照群が明らかに不利益を被ると分かっているランダム化は行ってはいけませ
ん.例えば,コロナワクチンの有効性が分かっているのに,後から開発された
コロナワクチンをプラセボ比較試験すると,倫理的な問題がでます.

多変量解析で交絡を除く

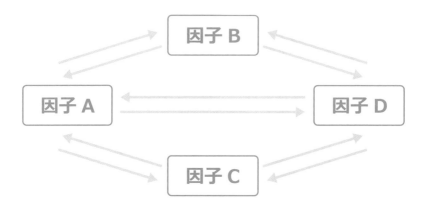

3つ以上の因子の関係を同時に解析

- **多変量解析**では，3つ以上の因子（変量，変数）を同時に解析します．

- それぞれの因子には，関係を示す矢印がありますが，多変量解析ではこの矢印をまとめて解析できます．

- 3つ以上の因子を扱うので，原因・結果・交絡因子の3つの因子を解析し，交絡因子の影響を除いて原因と結果だけの関係を示すことができます．

- 単変量解析は，2つの因子の関係だけしか扱えないので，交絡因子の影響は除けません．

memo

変数と**変量**は厳密には違いますが[15]，同じと考えても大きな問題にはなりません．

単変量解析で見えるもの

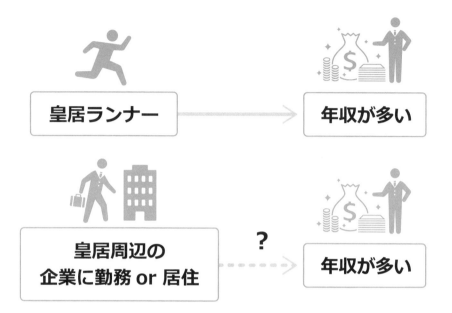

皇居ランナーの例（→ p.50）です.

「皇居ランナーだから年収が多いのではない. 皇居周辺の企業に勤務していたり居住しているので, 皇居ランナーをしており, 年収が多い」. という関係が真の**関係**とします.

この関係を単変量解析で見てみます.

単変量解析では同時に1つの関係しか調べられないため, 皇居ランナーをしていると年収が多く見え, 皇居周辺の企業に勤務していたり居住していると年収が多く見えます. 逆に, 皇居周辺の企業に勤務していたり居住していても年収が多く見えないこともあります.

多変量解析では真の関係が見える

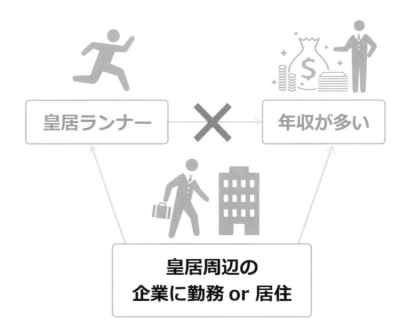

- 同じ関係を多変量解析で見てみます
- 多変量解析では，皇居周辺の企業に勤務 or 居住という交絡因子の影響を除いて，皇居ランナーと年収の関係が見えます．
- 単変量解析では関係がないように見えて，多変量解析で関係が見える因子（**抑制変数**）がある場合もあります．多変量解析では，単変量解析よりも正しく因果関係を示すことができます．

傾向スコアで交絡を除く

ランダム化比較試験
前向きなので
ランダム化で交絡を除く

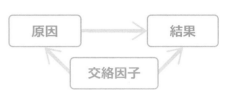

観察研究
後ろ向きなので
ランダム化はできない

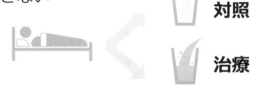

対照

治療

治療群に割り振られる割合を
推測できないか？

ランダム化比較試験は，ランダム割り付けで交絡因子の影響を除いて因果関係を示すことができますが，観察研究は既に割り付けられた後です．

しかし，振り返ってみてある患者さんが治療群に割り付けられる確率（**傾向スコア，propensity score**）を推測し，交絡因子の影響を除く，マッチングなどができます．

共変量

年齢	脳血管障害
性別	癌
人種	糖尿病
肥満	免疫抑制
喫煙歴	抗凝固薬
心疾患	抗血小板薬
肝疾患	Labo data
腎疾患	Vital
肺疾患	…

これら共変量のもとで
患者ごとの
Propensity Score

対照

治療

- 割り付けまでの時点で分かっているデータを共変量（→ p.180）とします.
- 対照群と治療群のどちらに割り振られるかは，この共変量だけで予測できると仮定します（**強く無視できる割り当て**）.
- 共変量を説明変数に，割り付けを目的変数としてロジスティック回帰分析（→ p.182）を行い，**傾向スコア**を計算します[48].
- 例えば，70 歳男性 糖尿病＋免疫抑制＋担癌−…など 30 項目を共変量とし，治療群に割り付けられる確率は 0.7（70%）と計算します.
- 共変量にどれを選ぶかは意見が分かれます[38] が，治療前のデータで，治療法の選択に影響するものが良く使われます．多重共線性（→ p.178）も気にしなくてよいとされます[48].
- 患者さんが調べてきて薬を使いたいと言ったり，薬の在庫がなかったり，代医が処方したりで，強く無視できる割り当てが 100% 成り立つことはあり得ません．強く無視できる割り当ての仮定は，ロジスティック回帰分析の C 統計量 > 0.8 で成り立っているのが良いという意見もありますが[49]，高すぎてもマッチングできなくなります[48,50].

傾向スコアで交絡を除く
マッチング

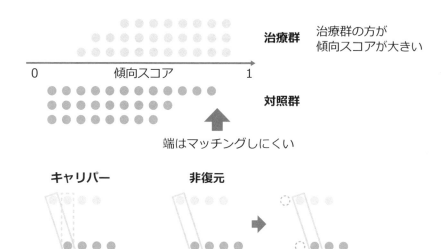

治療群　治療群の方が
傾向スコアが大きい

0　　　　傾向スコア　　　　1

対照群

端はマッチングしにくい

キャリパー　　　非復元

治療が入るべくして入っている場合が多いので，治療群の方が傾向スコアは大きく出ます．

傾向スコアを使った解析は，マッチング，層別解析，傾向スコアを共変量にした共分散分析，傾向スコアを使った重みづけなどがあり，何通りか試して結果が同じことを確認（感度分析）します．

傾向スコアマッチングは，傾向スコアが近い症例でマッチングします．

マッチングさせる許容範囲（**キャリパー**）は，0.2×標準偏差にすることが多いです．

マッチングできない症例は両端に多く，勿体ないですが解析から除外します．

一度マッチングさせたものは除く方法（**非復元**）が多いです．

マッチング後に対応のない検定をする[51]か，対応のある検定をする[52,53]かは意見が分かれます[54]．対応のある検定を使ったほうが差が有意に出やすいですが，有意になりすぎるとの意見もあります．

逆確率重み付け

傾向スコアで交絡を除く

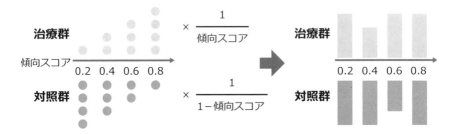

傾向スコア	治療群 (症例数)	治療群に重み付け	対照群 (症例数)	対照群に重み付け
0.2	1	1×(1/0.2)=5	4	4×(1/0.8)=5
0.4	2	2×(1/0.4)=3.4	3	3×(1/0.6)=5
0.6	3	3×(1/0.6)=5	2	2×(1/0.4)=3.4
0.8	4	4×(1/0.8)=5	1	1×(1/0.2)=5

◎ 逆確率重み付け（IPW：Inverse Probability Weighting, IPTW：Inverse Probability Treatment Weighting）は，治療群と対照群で症例数が近くなるように重み付けをする方法です．

◎ **平均処理効果（ATE：Average Treatment Effect）**では，治療群を傾向スコアで割り，対照群では1−傾向スコアで割ることで，それぞれが増えます．

◎ 例は，治療群は傾向スコアが大きく対照群は傾向スコアが小さく分布が違いますが，重み付けをすると分布が近くなります．

第 3 章

プロトコールに関わる
医療統計

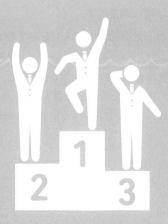

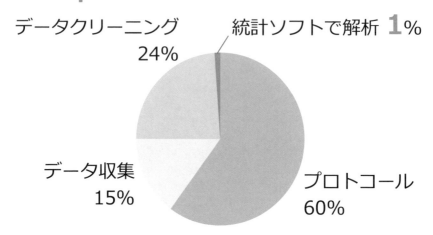

- 臨床研究は統計ソフトが主役のイメージがあるかもしれません.
- しかし, 解析で労力がかかる割合は

　　プロトコール作成が 50 〜 60%

　　データを集めるのが 10 〜 20%

　　データを解析できる形に整える（クリーニング・クレンジング）のが 20 〜 25%

　統計解析ソフトを使うのはほぼ誤差です.

- まずはプロトコールに関わる医療統計の考え方をみてみましょう.

`memo`
解析以外にも, ひたすら文献を集める, 集めた文献を整理する, メンター（指導者, 助言者）を探す, どこで臨床研究をするか, 研究計画書を書く, 共著者や協力者との交渉, 投稿先を選んで投稿する…など, やらなければならないことは多いです.

誤差は見えない

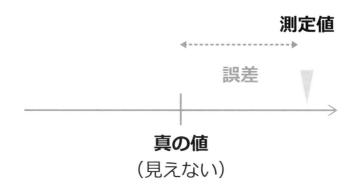

誤差は，真の値と測定値の差です．

母集団の真の値は，どこにあるか見えませんが，どこか1点にあります．

測定値は標本で得られたデータで，実際に見ることができます．

測定値と真の値との間には誤差があり，誤差がいくらかは見ることができません．

しかし，医療統計で正しく結果を示すには，できるだけ誤差を少なくしなければなりません．

バイアスは統計学では除けない

偶然誤差
ランダムに起きる

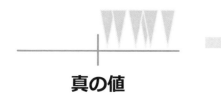

偶然誤差の確率分布

真の値

0

統計学で
予測**可能**

バイアス（系統誤差）
偏って起きる

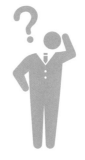

真の値

統計学で
予測**不能**

- 誤差は 2 種類あります.
- **偶然誤差**は，ランダムで起きる誤差です. 偶然誤差は，0 を平均値とした正規分布で起きることが分かっており，統計学で予測できます.
- **バイアス（系統誤差，系統的エラー，bias）**は，真の値よりもどちらか一方に偏って起きる誤差です. 統計学では予測できません. バイアスをいかに少なくするかは，研究計画にかかっています.

臨床研究はバイアスだらけ

参加者は？
治療群は？
同意される？
選択バイアス
脱落バイアス
同意バイアス

思い出す
聞き出す
情報バイアス
観察者バイアス
思い出しバイアス

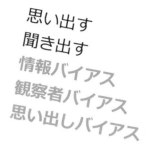

出版された？
出版バイアス

健診のバイアス
リードタイムバイアス

バイアスが全くない臨床研究はありません.

例えば…

入院を対象とすると重症や合併症が多い（**選択バイアス**）

臨床試験の参加者はアドヒアランスが良い（ 〃 ）

健康教室の参加者は健康に興味がある（ 〃 ）

嫌な副作用ほど覚えていやすい（**思い出しバイアス**）

アンケートの誘導質問で回答が偏る（**同意バイアス**）

喫煙者への喫煙アンケートの回収率は悪い（**報告バイアス**）

観察者は薬の効果があるように結果を判定したがる（**観察者バイアス**）

negative data は出版されにくい（**出版バイアス**）

健診で早く見つけた分だけ予後が長くなる（**リードタイムバイアス**）

経過が長い病気は定期検査で引っ掛かりやすい（**レングスバイアス**）

など様々なバイアスがあります.

選択バイアスは必ず起きる

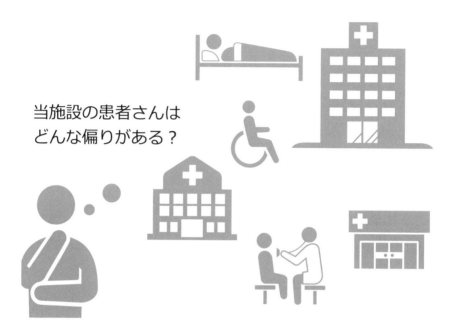

当施設の患者さんは
どんな偏りがある？

- 選択バイアスは，研究対象者の選び方で起きます．
- 例えば，本邦の癌患者さんを母集団と考えた場合，ランダムに標本を集めようとしても，標本を集める施設によって選択バイアスがあります．健診センターは診療所よりも早期発見が多いでしょう．市中病院はがん専門施設よりも併存症が多いでしょう．
- 選択バイアスはどの施設で研究してもほぼ不可避ですが，把握しておくことが大事です．

真のエンドポイントだけでは研究できない

真のエンドポイント
死亡などの臨床転帰
これを目標にしたいが，データが集めにくい

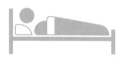

代理エンドポイント
検査値など
データが集めやすいが，
真のエンドポイントと相関しない
こともある

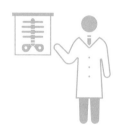

エンドポイントによるバイアスもあります[55].

エンドポイント（評価項目，アウトカム）は，効果判定の項目です．

真のエンドポイントは，ある疾患の最終的な効果判定です．癌であれば全生存期間，骨粗鬆症なら骨折などです．ただし，死亡や骨折のイベントは発生率が少なく，データを集めにくいです．調べるためには膨大な標本サイズが必要になることがあります．

代理エンドポイント（代用エンドポイント，代替エンドポイント）は，真のエンドポイントを検査値などで代用します．癌であれば奏効率や PFS，骨粗鬆症なら骨密度などです．データが集めやすいですが，真のエンドポイントと相関しないことがあります[56]．多くの研究は代理エンドポイントで実施されます．

一次エンドポイントは１つ

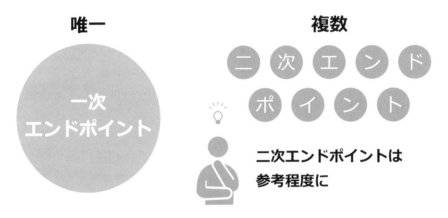

唯一

複数

一次
エンドポイント

二次エンドポイント

二次エンドポイントは
参考程度に

- 一次エンドポイント（主要評価項目，primary endpoint）は，１つの臨床研究で検証できる唯一のものです．これを目標に標本サイズが計算され，研究デザインが決められます．例外としては，アルツハイマー病のような病態が多彩なものでは複数の一次エンドポイントを設定することがあります[57]．

- **二次エンドポイント（副次評価項目，secondary endpoint）**は，せっかくの臨床研究で時間や労力がかかるため，ついでに他の項目も調べます．結果は次の臨床研究の参考にする程度であり，因果関係を示すには不十分です．ただし，プロトコールで二次エンドポイントまで計算されて設計された場合は，二次エンドポイントでも因果関係を示すことができます．

エンドポイントのすり替えはダメ

試験後にすり替えてはダメ

二次エンドポイントを
一次エンドポイントにすれば…

二次エンドポイントだけ
強調するプレゼンもダメ

一次エンドポイントはともかく
二次エンドポイントは素晴らしい！

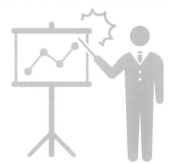

タイトル，抄録，結論，discussion など様々な方法でエンドポイントの「すり替え，**spin**」が行われています[58]．プロトコールと論文で内容が異なるものもあります[59]．

これは間違った因果関係を示すバイアスになります．バイアスを回避するために，解析方法を研究計画の時点で明記しておきます．臨床研究を計画した際に**UMIN-CTR** などのデータベースに登録を義務づけられることもあります．

また，思うような結果が出なかった研究（Chest 2013;144:1222-1229.）で一次エンドポイントよりも二次エンドポイントを強調されることもありますが，この場合は因果関係を示すには不十分です．

ソフトエンドポイントは作為が入る

ハードエンドポイント   ソフトエンドポイント

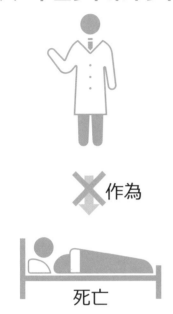

死亡

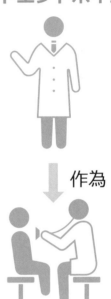

- エンドポイントには，ハードエンドポイントとソフトエンドポイントがあります．

- **ハードエンドポイント**は，死亡や発症など基準が明らかです．もし研究者が，治療群の治療成績を良くしようと魔が差しても，意図的に死亡イベントを起こしたり発症イベントを起こしたら法に触れるでしょうから，まず作為は入りません．

- **ソフトエンドポイント**は，入院や疾患の増悪・画像読影などです．ハードエンドポイントだけではデータを集めにくいためソフトエンドポイントも使われます．ソフトエンドポイントは研究者の作為が入ります．作為が入るということは，バイアスが入りやすく因果関係を正しく示しにくくなります．

複合エンドポイントもバイアスの元

標本が集められない
のでエンドポイント
を合わせよう

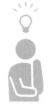

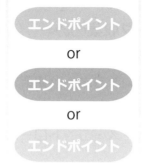

エンドポイント

or

エンドポイント

or

エンドポイント

結果が混ざっていて
因果関係が
示しにくい

複合エンドポイントは，エンドポイントを組み合わせる方法です.

発生が稀なハードエンドポイントだと，膨大な標本サイズが必要になり，時間・
費用・労力がかさみます.

エンドポイントの発生率が低く膨大な標本サイズが必要なときに，複数のエン
ドポイントを組み合わせることで，より少ない標本サイズで設計できます.

しかし，ソフトエンドポイントが組み合わさると，研究者の作為が入りやすく
なるリスクがあり，これもバイアスになります.

また，どのエンドポイントによる結果なのかの評価がしにくくなり，因果関係
を示しにくくなります.

研究デザインとバイアス

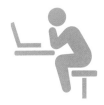

観察研究（observational study）
データ収集のみ
横断研究

前向きコホート研究

後ろ向きコホート研究

ケース・コントロール研究

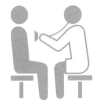

介入研究（interventional study）
治療などの介入をして，その影響を調べる
対象者間比較

クロスオーバー研究

- 臨床研究のデザインは，**介入（intervention）** のあるなしで，大きく2つに分かれます．介入なしが**観察研究（observational study）**，介入ありが**介入研究（臨床試験，interventional study）** です．
- 介入は効果があるかないかを調べるもので，因果関係では原因側です．手術・薬・放射線・指導・適応外使用だけではなく，通常の診療を超える場合には予防・診断・ランダム割り付けも介入になります．
- 完璧な研究デザインは存在せず，いずれの臨床研究でもバイアスは起きます．

memo

侵襲は，介入と紛らわしい用語です．厚生労働省の「人を対象とする生命科学・医学系研究に関する倫理指針（令和3年3月23日告示）」では介入のあるなしと侵襲の程度によって手続きなどが大きく異なります．

観察研究

時の流れを横切るか？

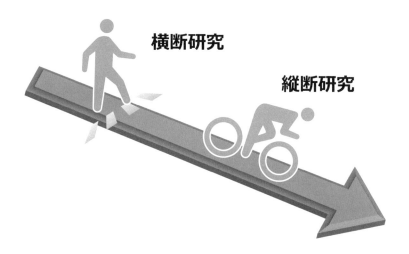

観察回数による分け方は，**横断研究（cross-sectional study）** は時間軸のどこか1点のみで観察するもので，その多くは現在で行われます．**縦断研究 (longitudinal study)** は，複数回で観察するもので，年単位になることも多いです．

いつからいつまで観察するか？

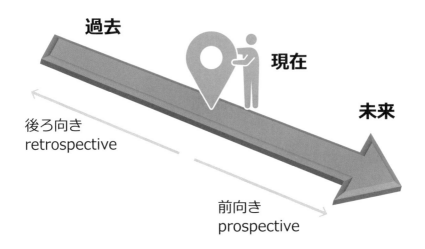

過去

現在

未来

後ろ向き
retrospective

前向き
prospective

- 観察期間による分け方は，過去から現在までの観察のデータを使うのが**後ろ向き（retrospective）**，現在から観察していくのが**前向き（prospective）**です．
- ただし，要因を先に記録してあることを前向き，結果を先に記録してあることを後ろ向きと呼ぶこともあり，しばしば混乱します．

memo
疫学では，「**曝露**」を要因と，「**疾病**」を結果と考えます．

横断研究のバイアス

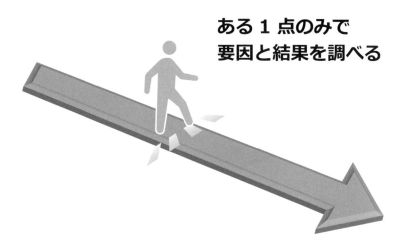

**ある 1 点のみで
要因と結果を調べる**

横断研究は，時間軸のどこか1点のみで観察する研究です．

例えばインフルエンザの流行調査です．

比較的時間がかからず，労力や費用も少ないです．

ある時点において疾病者がどれくらいいるか，つまり**有病率**が分かります．

しかし，一定期間にどれだけの疾病者が発生したか，つまり**罹患率**は分かりません．

かかっている期間が短すぎる疾病には向きません．

交絡因子の影響を除いて因果関係を示す力は弱いです（**交絡バイアス**）．

例えば，喫煙者が肺癌になったために禁煙した場合は，禁煙が肺癌の要因に見えてしまうことがあります．

前向きコホート研究のバイアス

現在

未来

要因
（曝露）

追跡する

結果
（疾病）

- 前向きコホート研究（prospective cohort study）は，根気強く追い続ける観察研究で，因果関係を強く示せます．何万人を何年も研究することがあります．
- 現在に疾病がない集団で曝露があるかを調べ，これから疾病が起きるかを追跡していきます．
- これから疾病が起きるかを見るので，前向きです．
- 曝露を調べるのは現在なので，曝露の情報は正確です．
- 年単位で追跡することが多く，時間も労力も費用もかかります．追跡中にDropout してしまうと，疾病が起きたかが不正確になります．また，なぜDropout したかによってバイアスになります．
- 追跡しても疾病がほとんど起きないような稀な疾患には向きません．

後ろ向きコホート研究のバイアス

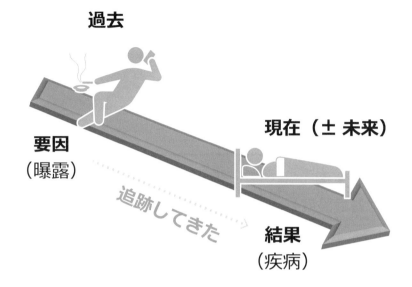

過去

現在（± 未来）

要因
（曝露）

追跡してきた

結果
（疾病）

後ろ向きコホート研究（回顧的コホート研究，既往コホート研究，ヒストリカルコホート研究，retrospective cohort study）は，過去のデータを使う観察研究です．

前向きコホート研究と同じように，疾病がない集団で曝露があるかを調べ，疾病が起きるか追跡します．その際に，過去のデータも使うことで調査期間を短く，あるいはなしにします．欠点は，もし過去のデータが不十分でも，いまさら調べにくいことです．

研究開始を現在とすれば後ろ向きですが[45]，要因を先に記録している（→ p.86）ので前向きとも考えられます[44,55]．

	曝露あり	曝露なし
疾病あり	30	10
疾病なし	9970	9990
発生率 （絶対危険度）	30/10,000 ＝0.003	10/10,000 ＝0.001

差

比

コホート研究の

リスク差＝（曝露ありの発生率）−（曝露なしの発生率）

リスク比＝（曝露ありの発生率）÷（曝露なしの発生率）

memo

● 疫学では，原因と結果の関係を，曝露と疾病の関係で考えます．

● コホート研究での曝露によるリスクを示します．コホート研究は曝露の有無に分けて追跡していくので，有病率の通りに疾病が起こりえます．

● 例は，曝露の有無で 10,000 人ずつ追跡したダミーデータです．

まず，曝露と疾病の有無の表を作り，それぞれの発生率（**絶対危険度**）を計算します．

リスク差（寄与危険度）は，曝露ありの発生率から曝露なしの発生率を引いたものです．例では 0.003−0.001＝0.002 です．

リスク比（相対危険度）は，曝露ありの発生率を曝露なしの発生率で割ったものです．例では 0.003÷0.001＝3 です．

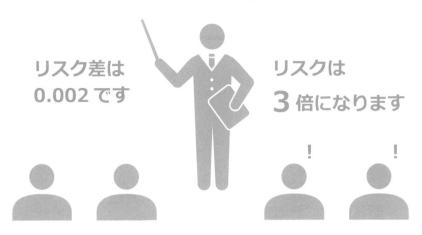

前ページの例では，曝露のリスク差 0.002 と，リスク比 3 は同じリスクです．リスクを印象付けたい場合は，数字が大きいリスク比が使われがちです．「リスクが増えた / 減った」という表現を見たら，リスク差なのかリスク比なのかを確認します．

リスク比・リスク差はランダム化比較試験でも使われます．その場合，**NNT (number needed to treat)** が指標になります．

NNT は 1÷（リスク差）で計算され，何人に治療をすれば 1 人に効果が出るかを示します．

ケース・コントロール研究のバイアス

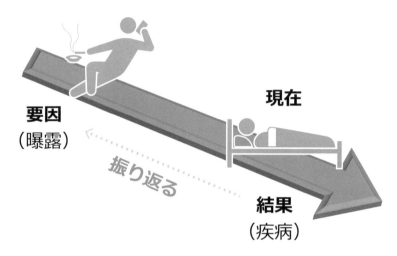

過去

現在

要因
（曝露）

振り返る

結果
（疾病）

- ケース・コントロール研究（case-control study，症例対象研究）は，過去を振り返る観察研究です．
- 現在に疾病がある集団と疾病がない集団で，過去の曝露を調べます．
- 追跡をしないため，時間がかかりません．
- 多くは後ろ向きです．前向きのコホート内ケース・コントロール研究もありますが本書では割愛します．
- 曝露情報は過去のものなので，現在となってはもはや調べられなかったり思い出せなかったりで不正確です（**思い出しバイアス**）．
- 疾病がある集団はカルテなどから集めます．疾病がない集団は，別の疾病のカルテ，地域住民のデータなどで集めます．
- 疾病がある集団を集めやすいため，稀な疾患の研究に向いています．
- ある時点において疾病者がどれくらいいるかの有病率が分かりません．一定期間にどれだけの疾病者が発生したかの罹患率も分かりません．

	曝露あり	曝露なし	オッズ
症例 (疾病あり)	160 ÷	40	160/40
対照 (疾病なし)	100 ÷	100	100/100
発生率 (絶対危険度)	?	?	

比

ケース・コントロール研究の
オッズ比＝症例のオッズ / 対照のオッズ

memo

ケース・コントロール研究で曝露によるリスクを示します．ケース・コントロール研究は，現在疾病がある方とない方をそれぞれ集めて，以前の曝露の有無を調べる方法です．対照は他疾患の患者さんなどで，有病率の通りに集められません．

ケース・コントロール研究ではコホート研究と違って，発生率・リスク比・リスク差を示せないので，代わりにオッズ比でリスクを示します．

オッズは確率と確率の比のことです．対象・症例それぞれで，曝露ありと曝露なしの確率の比を計算します．

オッズ比は，非常に稀な疾患の場合のみ，「コホート研究を行った時のリスク比」に近い値になることが統計学的に分かっています．目安は，疾患の頻度が1%未満です[60]．

例は，症例と対照を200人ずつ集め，曝露を振り返って調べたダミーデータです．

対照の**曝露オッズ**は，(対照の曝露ありの確率) ÷ (対照の曝露なしの確率)
= (100/200) ÷ (100/200) =1 です．
症例の**曝露オッズ**は，(症例の曝露ありの確率) ÷ (症例の曝露なしの確率)
= (160/200) ÷ (40/200) =4 です．
オッズ比は，(症例の曝露オッズ) ÷ (対照の曝露オッズ) =4÷1=4 です．

介入研究のバイアス

対象者間比較（inter-subjective comparison）

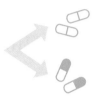

対象者内比較（intra-subjective comparison）
クロスオーバー研究（cross-over study）

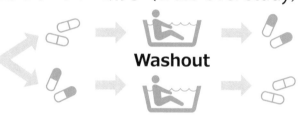

Washout

- **介入**は効果があるかないかを調べるもので，因果関係では原因側です．手術・薬・放射線・指導・適応外使用だけではなく，予防・診断・ランダム割り付けも介入になります．
- 前向きで，正確なデータがとりやすいです．
- **対象者間比較（inter-subjective comparison）**では，参加者をいくつかの群に分けて介入して結果を比べます．通常は，それぞれの群を同時に行う**平行群間試験（parallel group study）**であり，ランダム化と併せて使います．
- **対象者内比較（intra-subjective comparison），クロスオーバー研究（cross-over study）**では，同じ参加者に複数の介入をして結果を比べます．それぞれの介入の間には**ウォッシュアウト期間（washout period）**を作り，それぞれの介入の影響が残らないようにします．集める参加者が少なくて済みます．

バイアスを減らすための盲検化

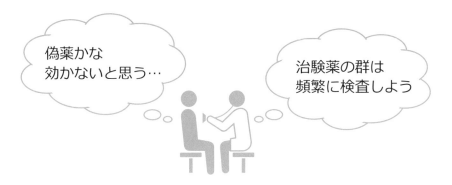

偽薬かな
効かないと思う…

治験薬の群は
頻繁に検査しよう

介入研究でランダム割り付けをした際に，患者さん・医師（介入実施者，測定者）が割り付け群を知ってしまうと，治療態度や内容に影響して情報バイアスが起きます.

もし癌の治療薬の対照群だと分かると，患者さんは研究を途中で止めたくなり，医師は癌が大きくならないか頻繁に検査したり，思い込みで効果判定をするかもしれません.

これを避けるには盲検化（blinding）で，偽薬（プラセボ）などを使ってどちらの群か分からなくします.

プラセボは，実薬と剤形・色を同じにして，刻印を削除，外装を外したりして見た目で判別をつかなくします. しかし，臭い・色・体の変化などで難しいこともあります[61]. 特に，味・色・匂いなどの特徴がある薬は難しく，漢方薬は色や匂いのため，β遮断薬は徐脈のため難しいです.

よく使われる**二重盲検（double-blind）**では，患者さんと医師を盲検化します. 治療効果の判定者や解析者まで盲検化することもあります. 手術など盲検化できない・しない場合は，**オープンラベル試験**になります.

外的妥当性

結果を他の患者さん
に当てはめられるか
real world data

内的妥当性

因果関係が正確に
示されているか
再現性があるか
ランダム化比較試験

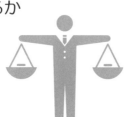

memo

- 選択基準（inclusion criteria）と除外基準（exclusion criteria）のバランスは，**外的妥当性（一般化可能性）と内的妥当性（比較可能性）**で考えられます.

- 外的妥当性は，臨床研究の結果が他の患者さんにも当てはめられるか，内的妥当性は，因果関係が正しく示されているかです.

- 選択基準が狭く除外基準が広ければ，「ごく一部の患者さんにしか当てはめられないが，結果は再現性が高いもの」で選択バイアスが強くなりやすいです.

- 例えば抗癌剤の臨床研究では，肝硬変・腎不全・妊婦などは除外されることが多いです．治療薬に関するものなら，類似薬の使用歴，他の治験への参加なども除外されることが多いです.

- 研究デザインによっても変わります．コホート研究や**市販後調査**，**リアルワールドデータ（RWD：real world data）**は外的妥当性が高く，ランダム化比較試験は内的妥当性が高くなります.

- 外的妥当性と内的妥当性を同時に上げることは難しいです.

クロスオーバー研究のバイアス

影響が残るか

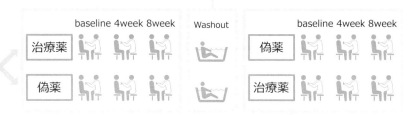

時期による違いがあるか

クロスオーバー研究では治療薬を先にする群と後にする群を，ランダム割り付けします．

間に**ウォッシュアウト期間**を作り，同一例で治療群と対照群を両方行うことで，研究全体で必要な標本サイズは通常の半分で済みます．

死亡などの重篤なイベントには向かず，頭痛，糖尿病，喘息などの慢性疾患に向きます．

個体差以外にも**持ち越し効果（carry over effect, residual effect）**，**時期効果**を差し引いて，薬の治療効果を調べます．

持ち越し効果は，1期の治療が2期に残ってしまうことでバイアスになります．ウォッシュアウト期間を設けていますが，本当に持ち越し効果がないのか確認します．

時期効果は，時期による違いです．例えば花粉症の薬で，1期が花粉が多く2期が花粉が少なければ時期効果がありバイアスになります．

これらの効果を調べるには，それぞれの効果の検定を繰り返す方法[62]，反復測定分散分析（→ p.147）や，MMRM（→ p.155）[63, 64] などがあります．

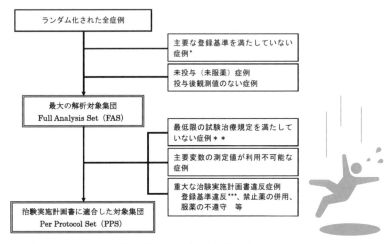

ランダム化比較試験の
脱落によるバイアス

```
ランダム化された全症例
    │
    │         ┌──────────────────────────────┐
    │─────────│ 主要な登録基準を満たしていない │
    │         │ 症例*                          │
    │         └──────────────────────────────┘
    │         ┌──────────────────────────────┐
    │─────────│ 未投与（未服薬）症例           │
    │         │ 投与後観測値のない症例         │
    │         └──────────────────────────────┘
    ▼
最大の解析対象集団
Full Analysis Set（FAS）
    │
    │         ┌──────────────────────────────┐
    │─────────│ 最低限の試験治療規定を満たして │
    │         │ いない症例**                    │
    │         └──────────────────────────────┘
    │         ┌──────────────────────────────┐
    │─────────│ 主要変数の測定値が利用不可能な │
    │         │ 症例                            │
    │         └──────────────────────────────┘
    │         ┌──────────────────────────────┐
    │─────────│ 重大な治験実施計画書違反症例   │
    │         │ 登録基準違反***、禁止薬の併用、 │
    │         │ 服薬の不遵守　等               │
    │         └──────────────────────────────┘
    ▼
治験実施計画書に適合した対象集団
Per Protocol Set（PPS）
```

```
*　　：確定診断により対象外疾患と判定されている症例や、明確に定義
　　　　された客観的に判定可能な重要な選択・除外基準に抵触する症例
**　 ：たとえば有効性を評価するために必要な最小の投与期間を完了し
　　　　ていない場合
***：*以外の登録基準に明らかに違反する
```

図 1. 基本的な FAS と PPS の構成
（PMDA「臨床試験のための統計的原則」に関する問題点の解説より引用）

- 介入研究，特にランダム化比較試験では必ず**脱落例**が出てバイアスの原因になります．
- ランダム化された通りに解析をするというのが **intention-to-treat（ITT）** でありバイアスが少ないです．
- **full analysis set（FAS）** は，ランダム化後に全く介入していなかったりデータが全くないなどの最低限を除外したものです．
- ランダム化比較試験では ITT または FAS を使います．
- **modified ITT** は FAS に近いですが，定義がバラバラであり[65] バイアスが危惧されます．
- **per protocol set（PPS）** はプロトコール通りに介入して結果が得られた症例を解析する方法です．効果がなかったり副作用で脱落した例が除かれるので，介入の効果が高く出てしまうバイアスがあります．
- 脱落例の扱いは，必ずプロトコールに記載します．

欠損値によるバイアス

MCAR（missing completely at random）
ランダムに欠損
 臨床データではまずない

MAR（missing at random）
欠損したデータ以外の，測定されたデータと関連がある
統計解析で対応できる
 臨床データはほぼこれ

NMAR（not missing at random）
欠損したのは欠損したデータ自体に関連がある
 どうにもならない

欠損値（欠測値，欠損データ）は，MCAR（missing completely at random），MAR (missing at random)，NMAR (not missing at random) の 3 つのパターンで起きると考えられています[66,67]．

MCAR は測定されたデータに関係なくランダムで欠損しているものです．天変地異や事故で血圧を測れなかった場合などです．臨床データでは MCAR はあまりありません．

MAR は，欠損したデータとは関係がないけれども，その他の測定されたデータと関連があって欠損しているものです．うっかり測り忘れやすい医師がいる場合は，医師データと関連があって欠損します．MAR には解析法があります．

NMAR は，欠損したデータは欠損したデータそのものに理由があって欠損しています．例えば，血圧が高そうなので測定を嫌がられたら，血圧データが欠損します．NMAR に有効な解析法はなく，バイアスになります．

この 3 つのパターンのどれが実際に起きているか判別できません．MCAR はほぼあり得ないと考えられ，NMAR には有効な解析法はなく，MAR には解析法があります．よって，臨床データは MAR と考えて解析することが多いです．

欠損値への対応
欠損値がある症例を除く

リストワイズ除去法

ID	SBP	BT
1	120	36.5
2	145	37.2
~~3~~		~~35.8~~
~~4~~	~~170~~	
5	152	35.9

どれか1つでも欠損値があれば
症例ごと除く

ペアワイズ除去法

ID	SBP	BT
1	120	36.5
2	145	37.2
~~3~~		35.8
4	170	
5	152	35.9

それぞれの解析で
欠損値がある症例のみ除く

● **欠損値**への対応は3通りあります.

● 1つめは,欠損値がある症例を解析から除外する方法です.データセットのどこかに欠損値がある症例は全て除外する方法(**リストワイズ除去法**)や,それぞれの解析で扱うデータに欠損値がある症例だけ除外する方法(**ペアワイズ除去法**)があります.

● 解析作業は簡単です.しかし,欠損値がある症例を解析から除外することはバイアスの原因になります.

欠損値への対応

欠損値を埋める 単一代入法

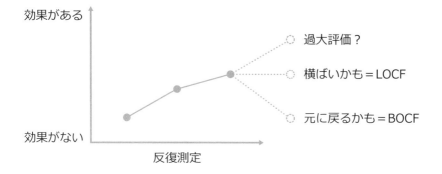

欠損値への対応2つめは，欠損値を何らかの方法で埋める（補完，代入，補定）方法です．

どれか1つの値を入れる（**単一代入法，single imputation**）か，いくつかの値を入れたデータをいくつも作ってその結果を統合する（**多重代入法，MI：multiple imputation**）かです．

どれか1つの値を入れる方法は，どの値を入れるかが非常に難しいです．平均値や中央値，最も悪い値や，回帰分析を使って欠損値を推測する方法（回帰代入法，Regression imputation）があります．

繰り返しの測定の場合は，最後に測定した値を入れる（**LOCF：Last Observation Carried Forward**）か，最初に測定した値を入れる（**BOCF：Baseline Observation Carried Forward**）かがあります．どちらが良いかは，介入の効果を低く見積もる（保守的な）方が良いとされます．

欠損値を埋める 多重代入法

欠損値があるデータセット

代入

欠損値を埋めたデータセット

欠損値を埋めたデータセット

……

欠損値を埋めたデータセット

それぞれ
分析

結果

結果

……

結果

結果を統合

約 100 個

- **多重代入法**は，いくつかの値を入れたデータをいくつも作ってその結果を統合する方法です．

- 欠損値を埋めたデータセットを作り，それぞれの結果を統合します．20 ～ 100 回の補完が必要です．

- 欠損値への対応は多重代入法が良いとされますが，MMRM（→ p.155）のような欠損値があっても解析できる検定を使う方法もあります．

測定による
バイアスを減らす

繰り返し測定

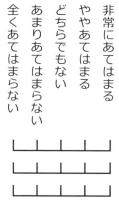

	非常にあてはまる	ややあてはまる	どちらでもない	あまりあてはまらない	全くあてはまらない
仕事は楽しいですか？					
仕事はやりがいがありますか？					
仕事をやっててよかったですか？					

マニュアル, トレーニング

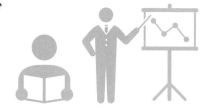

できるだけ測定によるバイアスを減らします.

反復測定して平均値をとることで, バイアスが減ります.

リッカート法の評定総和法は, 5段階の質問票などで, 繰り返し多様な質問をして合算することでバイアスを減らします. 血圧などの侵襲が少ない場合では, 繰り返し測定して平均値を使います. いずれも侵襲が少ない場合に使えます. 測定方法をマニュアル化してトレーニングすることで, 誰が測っても同じような結果が出るようにして, バイアスを減らします.

出版バイアス

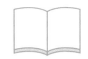

negative data は出版されにくい
negative data の論文は母国語に多い

国際誌に落ちた

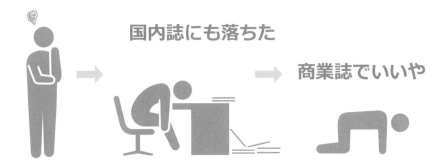

国内誌にも落ちた

商業誌でいいや

- 研究方法が適切であれば掲載する PLOS ONE などの雑誌はありますが，一般的に negative data は雑誌に掲載されにくく**出版バイアス**になります．
- 適切な方法で行われた臨床研究は，negative data でも意味があります．ただし，研究費が下りなかったり，所属団体の利益が損われたりなどの事情もあるようで，negative study は研究者から嫌われがちです．

マスタープロトコル

	疾患	治療
アンブレラ試験	単一 もしくは共通化	複数
バスケット試験	複数	1つ

プラットフォーム試験 ＋新規治療・患者追加

memo

マスタープロトコル試験は，主に癌領域の分子標的治療薬で使われます．1つあるいは複数の癌に対して，1つあるいは複数の治療をまとめてプロトコルを作り，複数の試験を1つのプロトコルで行います．

アンブレラ試験は1つの疾患に複数の治療です．ある臓器の癌でバイオマーカーが分かればそれに合わせて治療を選びます．

バスケット試験は複数の疾患に1つの治療です．あるバイオマーカーが陽性の癌を，いろいろな臓器で集めます．稀なバイオマーカーでも解析できますが，臓器やコンパニオン診断薬の違いがあり，結果の解釈が難しいです．

いずれも，後から新規治療の追加や，患者追加・除外が可能であれば**プラットフォーム試験**と呼びます．

2　検定の使い分け

検定法を決める

- ・何を調べたいのか
- ・調べたいデータの尺度は
- ・比べる群の数は
- ・対応があるか
- ・正規分布か
- ・等分散か
- ・標本サイズは

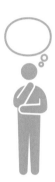

- ◦ 統計では**仮説**を立てて，検定を使って仮説が正しいか検証します．
- ◦ 色々な統計学者が検定法を開発していますが，完璧な検定法はありません．
- ◦ 完璧な検定法がないので，仮説を変えて同じ結果が出るか確認する（**感度分析**）こともあります．
- ◦ 検定には使うための**前提条件**があります．前提条件が緩い検定はいろいろな場合に使えますが，P 値が高めに出て有意な結果が出にくくなります（検出力が低い）．
- ◦ 前提条件が厳しい検定ほど，差があるときに差があるという結果が出ます（検出力が高い）が，前提条件を満たしていなければ不適切に低い P 値が出ます．
- ◦ どの検定法を選べば良いか，前提条件を満たしていて正しい結果が出ているのかは，統計ソフトはほとんど教えてくれません．

調べるものは…

差

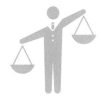

対応のないt検定, WMW検定, 対応のあるt検定, ウィルコクソン符号付き順位検定, 一元配置分散分析, 二元配置分散分析, クラスカル・ウォリス検定, 反復測定分散分析, フリードマン検定, 共分散分析, MMRM
カイ二乗検定, コクランのQ検定
ログランク検定
メタアナリシス

関係

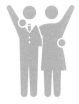

相関分析, 単変量解析, 多変量解析（因子分析, 主成分分析, クラスター解析, 判別分析, ロジスティック回帰分析, コックス比例ハザードモデル）, K係数, 級内相関係数

その他　正規性の検定, 等分散の検定, ROC曲線

検定で調べたいものは，群間の差や，因子同士の関係が多いです．他にも，正規分布かを見る正規性の検定，分散が同じかを見る等分散の検定，カットオフ値を決めるROC曲線などがあります．

対応のある・なし

対応あり

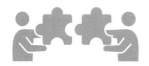

個体差？ 薬の効果？

偶然？

対応なし

個体差？ 薬の効果？

偶然？

- 対応のある（paired, repeated measures, intragroup）とは，同じ背景のものを調べている場合です．例えば，同じ患者さんを繰り返し測定するとき，一卵性双生児，遺伝的に統制されたマウス，同じ患者さんの右眼と左眼などです．

- **対応のない（unpaired, non-repeated measures, intergroup）**は，それ以外の場合です．

- 対応のない場合は，個体差や偶然の影響を差し引いて薬の効果がどれくらいあるかを考えます．

- 対応のある場合は，個体差はないものとして薬の効果がどれくらいあるかを考えます．

比べる群の数

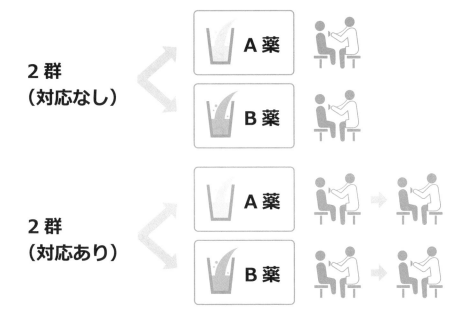

2 群
（対応なし）

2 群
（対応あり）

A 薬

B 薬

A 薬

B 薬

- 比べる群の数は，通常は 2 ～ 3 群です．6 群という臨床試験（Lancet Respir Med 2021;6:69-84.）もありますが，稀です．
- 2 群では治療群と対照群などです．

3 群（以上）

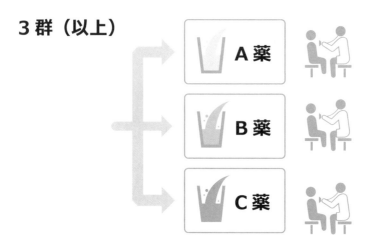

反復測定

前　　　　　　　　　　　　後　さらに後

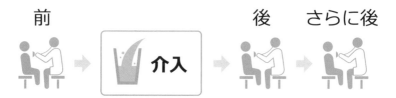

○ 3 群以上は，複数の薬と対照群や，用量の異なる薬と対照群などです．

○ また，何回も繰り返し測定する場合は，**反復測定**と考えます．

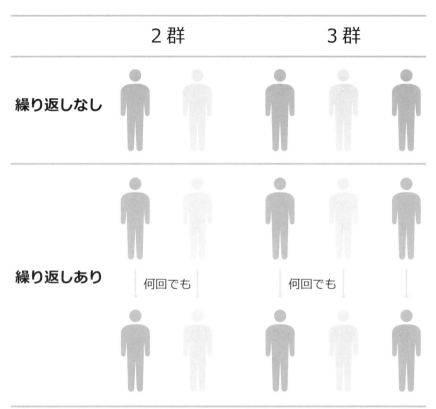

	2 群	3 群
繰り返しなし		
繰り返しあり	何回でも	何回でも

※繰り返しが 3 回で，繰り返しを比べたい場合も 3 群

memo

通常は群の数は，治療群と対照群のような群の数を指します．

ただし，繰り返しそのものを比べたい場合は，繰り返しの回数が群の数になります．

データの尺度を変えるか

間隔尺度・比率尺度　　　　名義尺度・順序尺度

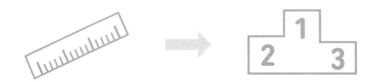

カットオフ値は解析者が決める
データの情報量は減る
それでも区切ることに意味があるもの

例）腫瘍径 2.5 cm → T1b
　　65 歳以上 → 高齢者

❖ データの尺度は 4 つあり（→ p.2），尺度によって検定法が変わります.
❖ 間隔尺度・比率尺度は，よりデータの情報量が少ない名義尺度・順序尺度に替えることができます. **区切る**ことに意味がある場合は尺度を変換するか検討します.

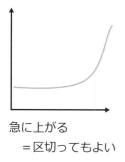

急に上がる
　＝区切ってもよい

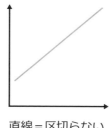

直線＝区切らない

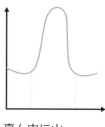

真ん中に山
　＝区切った方が良い

間隔尺度や比率尺度の変数は，2 つに区切ると情報量が落ちて検出力が低下したり散布度を過小に評価してしまうので，基本的には 2 つに区切らない方が良いです [68].

変数を**区切る**ことに意味がある場合は，ある値を超えてくると急にエンドポイントが大きく変わる場合です．例えば，癌で TNM 分類で死亡率が変わる，65 歳以上の高齢者で重症化しやすい場合などです．

真ん中だけ山があるような場合は，3 つに区切った方が良い場合があります．例えば BMI は高すぎても低すぎてもリスクがあります．

区切る場合は，先行研究や慣例，等人数になるように，また **ROC 曲線**や**時間依存性 ROC 曲線**を使う方法があります．

先行研究がある場合はそれに従う方が良いです．例えば，BMI 25 は世界共通のカットオフ値なのに，小規模研究で ROC 曲線を使って新たなカットオフ値を決めるのは良くないでしょう．

変数を合成する

- **"or" で合成する**
  例）心不全で入院 または 死亡

- **一般的な計算で合成する**
  例）身長と体重を BMI という変数にまとめる
  　　PaO_2 と FiO_2 を P/F という変数にまとめる

- **主成分分析で合成変数を作る**
  例）救急部の病床数, 救急車受け入れ台数, 救急医の
  　　数を「救急受入能力」という変数に合成する

---

memo

複合エンドポイントは, 変数を合成する方法の1つです.

変数は, 何らかの変わり得る値のことです. いろいろな値をとり得る項目と考えても
良いです. 1つの値ではないもの, 例えば性別や身長などは変数です.

解析では, いくつかの変数をまとめて変数を少なく（**縮約**）することがあります.

"or" で合成する方法は, 簡単ですが因果関係は示しにくくなります.

一般的な計算方法が確立されているものもあります.

主成分分析（→ p.186）で合成する方法は, 臨床研究ではあまり使われていません.

母集団の分布は？

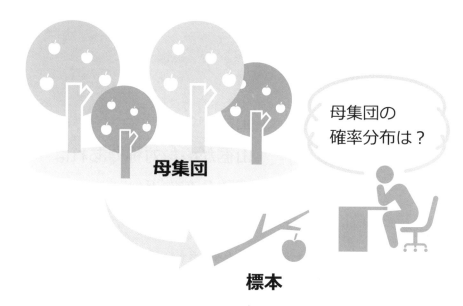

間隔尺度・比率尺度では，母集団の分布がある**確率分布**（特に正規分布）なのか，それとも分からないのかで，検定法が変わります．

大雑把には，ある確率分布（特に正規分布）であれば**パラメトリック法**，そうでない場合や分からない場合は**ノンパラメトリック法**で検定します．

標本の分布はヒストグラム

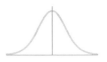

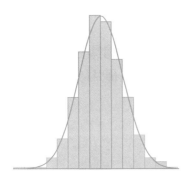

山が 1 つで
山裾が**概ね**対称であれば
正規分布に近い

- 身長は正規分布しているとされることが多いですが，正規分布よりも歪んでいるという意見もあります[69].
- 医学系のデータは正規分布しないものも多いです[8]．末梢血好酸球数や，薬物血中濃度で使われる AUC や Cmax は対数正規分布することが多いです[70].
- 先行研究で母集団の確率分布が分かっていることもありますが，多くの場合は分かっていません．代わりに標本の**ヒストグラム**を見ます．
- ヒストグラムの山が 1 つで山裾が概ね対称なら，正規分布に近いと考えます．

シャピロ・ウィルクの検定
コルモゴロフ・スミルノフの適合度試験

前提条件	正規分布かを調べる 比率尺度・間隔尺度
$\alpha = 0.05$ のとき P 値の解釈	P＞0.05 のとき：正規分布であるか分から ないが，正規分布ということにする P≦0.05 のとき：正規分布ではない
例	確率分布が正規分布かどうかを 検定で確かめたい

シャピロ・ウィルクの検定（Shapiro-Wilk test），コルモゴロフ・スミルノフの適合度試験（Kolmogorov-Smirnov test of fit）などの正規性の検定では，正規分布かを仮説検定で調べます．

P≦0.05 なら正規分布ではないとします．P＞0.05 なら，正規分布かは分かりませんが，正規分布という解釈にします．

ただし正規性の検定は，標本サイズが大きいと正規分布ではないと判定されやすく，標本サイズが小さいと正規分布と判定されやすいです．しかし，標本サイズが大きければ，正規分布かはあまり問題になりません（→ p.120）．

正規性の検定をお勧めする派[24]はありますが，上記の理由からお勧めされないこともあります[71]．雑誌や学会の規定に従えば問題ありません．

QQプロット

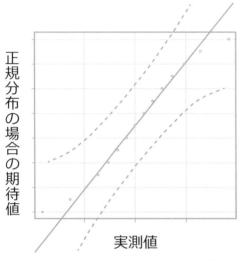

概ね直線なら
正規分布としてよい

（R datasets women height より作成）

- ヒストグラムを見る方法以外にも，**QQ プロット**を描く方法があります.
- 縦軸に「もし正規分布だったらこの値をとる期待値」，横軸に実際の値をとります.
- このプロットが，概ね直線であれば正規分布として良いです.
- 上図は R datasets の女性の身長のデータですが，概ね直線なので正規分布に近いと考えます.

正規分布に近づける方法

対数変換

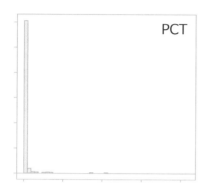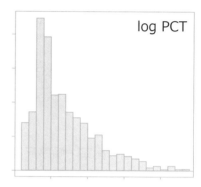

確率分布が**対数正規分布**の場合は，**対数変換**があります．

対数変換は log（値）にする方法です．末梢血好酸球数，プロカルシトニン，薬物血中濃度の AUC や Cmax などのデータは対数正規分布をとりやすく，対数変換すると正規分布に近くなります．ただし，変換すると平均値などの解釈が難しくなります．

他に，値を二乗にする，平方根にする，**BOX-COX 変換**で確率分布を変える方法もあります．

パラメトリック法

- 間隔・比率尺度で極端な外れ値がない
  かつ
- 母集団が正規分布と分かっている
  または標本のヒストグラム・QQ プロット・正規性の検定
  が正規分布に近い
  または
  標本 サイズが大きい

ノンパラメトリック法

- 名義尺度
- 間隔・比率・順序尺度でパラメトリック法が適さないとき

パラメトリック法を使う場合は，間隔・比率尺度で，母集団が正規分布の場合です．**ノンパラメトリック法**は大雑把にいえばパラメトリック法が適さないときに使われます．

母集団が正規分布か分からなければ標本のヒストグラム・QQ プロット・正規性の検定（→ p.116 ～ 118）などを参考に正規分布に近いか見ます．

また，t 検定のようなパラメトリック法は，標本サイズが大きい場合には，母集団が正規分布でなくても誤った結果はでにくい（**頑健，ロバスト**）ことが統計学的に分かっています [72]（**中心極限定理**）．

標本サイズがいくら以上あれば正規分布かが問題にならないかは諸説あり，各群 30 以上 [15]，40 以上 [73]，100 以上 [74] などがあります．

極端な**外れ値**がある場合もパラメトリック検定は使えません．

ノンパラメトリック法

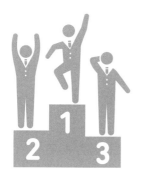

順位付けで検定する

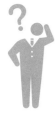 確率分布が
分からなくても

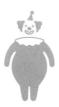 外れ値でも
OK

ノンパラメトリック法は，確率分布が分からなくても，外れ値があっても検定
できます．それぞれの値に順位をつけることで検定します．

色々なデータを検定できるのが強みです．

欠点は，パラメトリック法が使える状況でノンパラメトリック法を使った場合，
いろいろな情報を削って順位の情報にしているので，わずかに P 値が大きく
出て β エラーが大きくなります．

ノンパラメトリック法は標本サイズが小さいときに使うと誤解されていること
がありますが，標本サイズが小さすぎると検定ができません[75,76].

memo
外れ値を除外する**スミルノフ棄却検定**は，良くない解析法とされています．

等分散の検定

前提条件	群間で分散に差があるかを調べる 比率尺度・間隔尺度

$\alpha = 0.05$ のとき P 値の解釈	P > 0.2 のとき：群間の分散に差があるか分からないので等分散とする P ≦ 0.2 のとき：群間の分散に差がある

例	他の検定を選ぶ前の前提条件の確認

群の数は？	2 群	正規分布	F 検定 バートレット検定
		正規分布でなくてもよい	ルビーン検定
	3 群以上	正規分布	バートレット検定
		正規分布でなくてもよい	ルビーン検定

* 分散はデータのばらつきを示します．分散がそれぞれの群で差があるかを調べるのが**等分散の検定**です．

* 等分散の検定は，t 検定や分散分析などの検定法を選ぶときに参考にするものです．

* **F 検定（F test）**は 2 群で分布が正規分布のとき，**バートレット検定（Bartlett's test）**は 2 群以上で分布が正規分布のとき，**ルビーン検定（Levene's test）**は 2 群以上で，正規分布でなくても使えます．

* ルビーン検定に似た**ブラウン・フォーサイス検定（Brown-Forsythe test）**もあります．

* どの場合でもルビーン検定は使えるのですが，そもそも等分散の検定が次の検定法を選ぶだけの役割であれば，何回も検定することが問題になるので，等分散の検定をしない派もあります．

第3章 **3** 差を見る検定

名義尺度

カイ二乗検定 独立性検定

前提条件	2×2 の分割表で示される 2 つの因子が 関連あるかを調べる 名義尺度 対応なし
P 値	P＞0.05 のとき：2 つの因子は独立か分からない P≦0.05 のとき：2 つの因子は独立でない（関連がある）
例	男女で喫煙率に差があるか 治療群と対照群で併存症に差があるか

	喫煙あり	喫煙なし
男性	a	c
女性	b	d

差を見る検定は, 因果関係の結果側の変数の尺度によって検定法が異なります.
まずは, 因果関係の結果側の変数が名義尺度の場合です.
カイ二乗検定（Chi-squared test, χ^2 検定）は, 分割表（クロス集計表）で
示される 2 つの因子の関係を調べます. 名義尺度で, 対応のない場合に使えます.
3 つ以上の分割表（r×s 分割表）でも解析はできます. しかし, どこに関連が
あるか分かりにくいので, 通常は 2×2, 多くても 2×3 の分割表で調べます.
P≦0.05 のとき, 2 つの因子は独立ではなく関連があると判定します.
関連があるということは, 因子によって差があると間接的に示すことができます.

期待度数が少ない場合

	合併症あり	合併症なし	計
対照群	10	20	30
治療群			
計			

治療群の実際の値は置いておいて

治療群と対照群で関連がなければ，合併症の割合は同じになるはず

	合併症あり	合併症なし	計
対照群	10	20	30
治療群	関連なければ **8** になるはず	関連なければ **16** になるはず	24
計			54

関連なかった場合の期待値（**期待度数**）が計算できる

- 例えば，対照群と治療群で合併症の割合を比べます．
- もし対照群と治療群で関連がなければ，合併症の割合は同じになるはずなので，関連がなかった場合の期待値（**期待度数**）が計算できます．
- カイ二乗検定は，この期待度数と実際の値がどれくらいズレているかを検定する方法です．
- カイ二乗検定は，関連がなかった場合の期待値（期待度数）が小さいとき，特に度数が全体で 30 未満や表の 20%以上が期待度数 5 以上ないときには正しい P 値が出にくいです．

カイ二乗検定の流派

a）伝統派

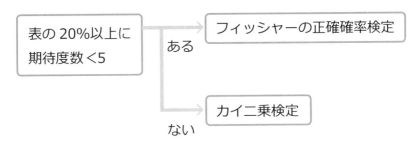

b）近年の流派

すべてフィッシャーの正確確率検定

- フィッシャーの正確確率検定（Fisher's exact test）はカイ二乗検定よりも正しいP値を計算できますが，計算が大変なので近似計算であるカイ二乗検定が使われてきました．
- a）は伝統的な方法です．
- b）は，パソコンの進化によりフィッシャーの正確確率検定がしやすくなったので，基本的にフィッシャーの正確確率検定を使う方法です．

memo

表のどこかに期待度数<5があるときに使える**イェイツのカイ二乗検定**もありますが，検出力が落ちるためあまり使われません[18, 77]．

コクランのQ検定

前提条件	2×3以上の分割表で示される2群の比率に差があるかを調べる 名義尺度 対応あり

α =0.05のとき P値の解釈	P>0.05のとき：2群の比率に差があるか分からない P≦0.05のとき：2群の比率に差がある

例	薬を投与して痛みがある率が変わるか，投与前後で比較

	痛みなし	痛みあり
投与前	a	c
投与後1時間	b	d
投与後2時間	e	f

- **コクランのQ検定（Cochran's Q test）** は，カイ二乗検定の対応のある場合に相当します．同じ患者さんで薬の効果を見る場合などに使います．
- **マクネマー検定（McNemar test）** は2×2の場合のみであり，コクランのQ検定で代用できます．
- 検定するには，分割表ではなく1例ずつのデータが必要です．

memo

"大は小を兼ねる"検定があります．対応のないt検定をできるときに，分散分析をしても同じ結果が出ます．t検定ができるときに線形回帰分析，カイ二乗検定とロジスティック回帰分析，共分散分析と重回帰分析でも同様です[23]．

順序・間隔・比率尺度

対応のないt検定

前提条件	2群の差を調べる 比率尺度・間隔尺度 対応なし 母集団が正規分布 極端な外れ値がない 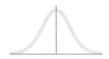
$\alpha = 0.05$ のとき P 値の解釈	P > 0.05 のとき：2群に差があるか分からない P ≦ 0.05 のとき：2群に差がある
例	観察研究で外科治療群と内科治療群で体重を比較 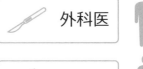

差を見る検定のうち，因果関係の結果側の変数が，順序・間隔・比率尺度の検定です．

対応のない t 検定（unpaired t test, Student's t test）は，調べたいものは2群の差，比率尺度・間隔尺度で，対応なし，母集団が正規分布，極端な外れ値がない場合に使えます．

この検定だけでは差があるかないかしか分からないので，因果関係を示すにはランダム化など交絡因子の影響を除く方法（→ p.55）と合わせて使います．

対応のないt検定の流儀

a）伝統派
a-1)

等分散の検定	等分散である	スチューデントのt検定
	等分散ではない	ウェルチのt検定

a-2)
2群の標本サイズが大きく異なるとき（1.5〜2倍以上）
ウェルチのt検定
それ以外はスチューデントのt検定

b）近年の主流派
等分散の検定をせずにウェルチのt検定

- 対応のないt検定には**スチューデントのt検定（Student's t-test）**と**ウェルチのt検定（Welch's t test）**の2種類があり，それぞれ前提条件が異なります．
- スチューデントのt検定は，2群の分散が同じ（等分散）のときに使え，等分散でなければ正しい結果が出ません．ウェルチのt検定は，等分散であってもなくても使えます．
- 検定の流派は2つあります．
  a-1) は伝統的な方法です [24, 37, 78, 80, 81]．「次の検定のαの4倍程度（多くは0.2)」をαにして等分散の検定をして [81]，等分散ならスチューデントのt検定，等分散でなければウェルチのt検定を選びます．
  a-2) は，標本サイズが近ければ等分散かはあまり問題にならないという流派 [15] です．
  b) はウェルチのt検定が信頼できること，何回も検定するのを問題と考え近年出てきた方法 [15, 82, 83] です．私はb派です．

ウィルコクソン・マン・ホイットニー検定

前提条件	2 群の差を調べる 比率尺度・間隔尺度・順序尺度 対応なし データの差が正規分布でなくてもよい
α =0.05 のとき P 値の解釈	P＞0.05 のとき：2 群に差があるか分からない P≦0.05 のとき：2 群に差がある
例	観察研究で治療群と対照群で病期分類を比較

ウィルコクソン・マン・ホイットニー検定（ウィルコクソン順位和検定，マン・ホイットニー U 検定，Wilcoxon–Mann–Whitney test，WMW 検定，Mann–Whitney U test，Wilcoxon rank-sum test） は，調べたいものは 2 群の差，比率尺度・間隔尺度・順序尺度で，対応なしの場合に使えます．

差は正規分布でなくても良い（→ p.107）です．

等分散でなくても使える検定として開発されましたが，実際は等分散でなければ検出力が下がります．

t 検定に対応するノンパラメトリック法とされます．標本サイズが各群 4 未満の場合は，データにかかわらず差は有意にならない特性があります．

なお，ウィルコクソンの順位和検定とウィルコクソンの符号順位検定は，別の検定です．

この検定だけでは差があるかないかしか分からないので，因果関係を示すにはランダム化など交絡因子の影響を除く方法と併せて使います．

ブルンナー・ムンチェル検定

前提条件	2 群の差を調べる 比率尺度・間隔尺度・順序尺度 対応なし 母集団が正規分布でなくてもよい 等分散でなくても良い

$\alpha = 0.05$ のとき **P 値の解釈**	P> 0.05 のとき：2 群に差があるか分からない P≦0.05 のとき：2 群に差がある

例	観察研究で治療群と対照群で病期分類を比較

 外科群 内科群

- ブルンナー・ムンチェル検定（**Brunner-Munzel test**）は，調べたいものは 2 群の差，比率尺度・間隔尺度・順序尺度で，対応なしの場合に使えます．
  母集団が正規分布でなくてもよく，WMW 検定と異なり等分散でなくても頑健です[84]．
- 2000 年に出てきたばかりの検定なので，医療統計では敬遠する方もいます．この検定だけでは差があるかないかしか分からないので，因果関係を示すにはランダム化など交絡因子の影響を除く方法と併せて使います．

WMW検定の流儀

ウィルコクソン・マン・ホイットニー

a) 伝統派

等分散の検定	等分散である	WMW 検定
	等分散ではない	ブレンナー・ムンツェル 検定

b) 近年の主流派

等分散の検定をせずに WMW 検定

c) 等分散か気にする派

等分散の検定をせずにブレンナー・ムンツェル検定

WMW 検定の流儀はいろいろあります.

a) は検定を繰り返す問題があります. 使う場合には,「次の検定の α の 4 倍程度（多くは 0.2）」を α にして検定します. ただし, ノンパラメトリック法の等分散の検定である**シーゲル・テューキー検定**は, 統計ソフトにはあまり搭載されていません.

b) は, 多くの場合に使われている方法です. WMW 検定で等分散かどうかを気にしない方も多いです.

c) は, 等分散かは気にするが検定を繰り返したくないので, ブルンナー・ムンツェル検定を使う方法です.

私は c 派です.

差を調べる　比率尺度・間隔尺度
対応のない2群の検定

◆ **検証的のとき** ──────────────── 解析者・当局で

◆ **探索的のとき**

```
┌─────────────────┐     いいえ
│ 本当に          │ ───────────→  記述統計，推測統計
│ 仮説検定をするか？│
└─────────────────┘
        │ はい
        ↓
┌──────────────────────────────────────┐
│ ヒストグラム /QQ プロット / 正規性の検定で │     はい     ウェルチの
│ 正規分布に近い                        │ ──────→   t 検定
│              or                      │
│ 母集団が正規分布と分かっている          │
│              or                      │
│ 標本サイズが大きい                     │
└──────────────────────────────────────┘
        │ いいえ
        ↓
```

WMW 検定 or ブルンナー・ムンチェル検定

- 調べたいものが差で，尺度が比率尺度・間隔尺度で，対応のない 2 群を比べる場合の検定です．このフローチャートはいくつかある流派の 1 つです．

- 検証的な研究では，解析法は研究者と当局（製薬であれば PMDA，FDA など）で決めます．t 検定を使うことが多いです．

- 探索的な研究では仮説検定は不向きであり，記述統計や推測統計を使います（→ p.3）．それでも仮説検定をする / せざるを得ない場合は，事前の研究で母集団が正規分布と分かっている，あるいは標本の各群のヒストグラムや QQ プロットが正規分布に近いか，正規性の検定などを参考にします．

  正規分布に近いか，標本サイズが大きい，特に各群 30 以上（→ p.127）ならウェルチの t 検定をします．それ以外の場合は，WMW 検定かブルンナー・ムンチェル検定をします．共分散分析（→ p.180）も良いです．

差を調べる　順序尺度
対応のない2群の検定

◆ 検証的のとき ──────────────→ 解析者・当局で

◆ 探索的のとき

本当に
仮説検定をするか？　　いいえ ──────→ 記述統計，推測統計

はい

WMW 検定 or ブルンナー・ムンチェル検定

調べたいものが差で，尺度が順序尺度で，対応のない 2 群を比べる場合の検定です．

検証的な研究では，解析法は研究者と当局で決めます．臨床研究では順序尺度を主要評価項目にすることは少なく，症状スコアは間隔尺度とみなせる順序尺度として解析されていることもあります．

探索的な研究では仮説検定は不向きであり，記述統計や推測統計を使います（→ p.2）．それでも仮説検定をする / せざるを得ない場合は，WMW 検定かブルンナー・ムンチェル検定を使います．

対応のあるt検定

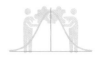

前提条件	2群の差を調べる
	比率尺度・間隔尺度
	対応あり
	データの差が正規分布に近い
	極端な外れ値がない

$\alpha=0.05$ のとき P 値の解釈	P> 0.05 のとき：2群に差があるか分からない
	P≦0.05 のとき：2群に差がある

例	観察研究で3か月前と現在の体重を比較
	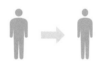

- **対応のあるt検定（paired t test）**は，調べたいものは2群の差，比率尺度・間隔尺度・順序尺度で，対応あり，差が正規分布，極端な外れ値がない場合に使えます．

- 対応ありでは，等分散の問題はありません．

- 差があるかないかしか分からないので，因果関係を示すには弱い検定です．共分散分析（→ p.180）を使う方法もあります．

ウィルコクソン符号付き順位検定

前提条件	2 群の差を調べる 比率尺度・間隔尺度・順序尺度 対応あり データの差が正規分布でなくて もよい
α =0.05 のとき P 値の解釈	P＞0.05 のとき：2 群に差があるか分からない P≦0.05 のとき：2 群に差がある
例	観察研究で入院時と退院時で徒手筋力テストを比較 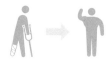

ウィルコクソン符号付き順位検定（Wilcoxon signed rank test） は，調べた
いものは 2 群の差，比率尺度・間隔尺度・順序尺度で，対応ありの場合に使
えます．

データの差は正規分布でなくても使えます．

対応ありでは，等分散の問題はありません．

標本サイズが 6 未満の場合は，データにかかわらず差は有意にならない特性
があります．

差があるかないかしか分からないので，因果関係を示すには弱い検定です．

差を調べる　比率尺度・間隔尺度
対応のある2群の検定

◆ 検証的のとき ─────────────→ 解析者・当局で

◆ 探索的のとき

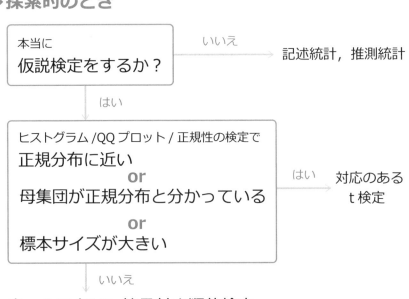

本当に
仮説検定をするか？　──いいえ──→ 記述統計，推測統計

はい

ヒストグラム /QQ プロット / 正規性の検定で
正規分布に近い
or
母集団が正規分布と分かっている　──はい──→ 対応のある
or　　　　　　　　　　　　　　　　　　　　t 検定
標本サイズが大きい

いいえ

ウィルコクソン符号付き順位検定

- 調べたいものが差で，尺度が比率尺度・間隔尺度で，対応のある 2 群を比べる場合の検定です．このフローチャートはいくつかある流派の 1 つです．

- 検証的な研究では，解析法は研究者と当局（製薬であれば PMDA，FDA など）で決めますが，他の解析法を使うことが多いです．

- 探索的な研究では仮説検定は不向きであり，記述統計や推測統計を使います（→ p.2）．それでも仮説検定をする / せざるを得ない場合は，事前の研究で母集団が正規分布と分かっている，あるいは標本の各群の差のヒストグラムや QQ プロットが正規分布に近いか，正規性の検定などを参考にします．正規分布に近いか，標本サイズが大きい，特に 30 以上なら対応のある t 検定をします．それ以外の場合は，ウィルコクソン符号付き順位検定をします．

差を調べる　順序尺度
対応のある2群の検定

◆ **検証的のとき** ──────────→ 解析者・当局で

◆ **探索的のとき**

結果は参考程度だが
仮説検定をするか？　　いいえ ──────→ 記述統計，推測統計

はい

ウィルコクソン符号付き順位検定

- 調べたいものが差で，尺度が順序尺度で，対応のある2群を比べる場合の検定です．

- 検証的な研究では，解析法は研究者と当局で決めます．臨床研究では順序尺度を主要評価項目にすることは少なく，症状スコアは間隔尺度とみなせる順序尺度として解析されていることもあります．

- 探索的な研究では仮説検定は不向きであり，記述統計や推測統計を使います（→ p.2）．それでも仮説検定をする / せざるを得ない場合は，ウィルコクソン符号付順位検定を使います．

3群以上の差の考え方

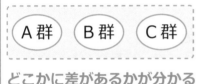

一元配置分散分析
反復測定分散分析
クラスカル・ウォリス検定
フリードマン検定
共分散分析

A群　B群　C群

どこかに差があるかが分かる

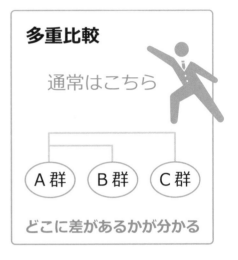

多重比較

通常はこちら

A群　B群　C群

どこに差があるかが分かる

- 3群以上の差の検定は，大きく分けて2つあります．

- **一元配置分散分析，反復測定分散分析，クラスカル・ウォリス検定，フリードマン検定**は，全体のどこかに差があるかが分かる検定です．どの群とどの群の間に差があるのかは分かりません．

- 共分散分析は多変量解析なので別項で説明します（→ p.180）.

- **多重比較**は,検定の多重性（→ p.33）を回避して,**研究全体としてのα（FWER：familywise error rate）**を考えつつ，どの群とどの群の間に差があるのかが分かります．

- 医療統計で知りたいのは，どこかに差があるかではなく，どこに差があるかなので，多重比較をすることが多いです．

a）伝統派

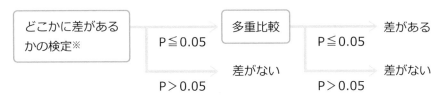

b）とりあえず両方やる派

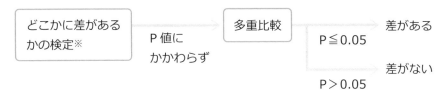

※一元配置分散分析，反復測定分散分析，クラスカル・ウォリス検定，フリードマン検定など

c）不要な検定はやらない派

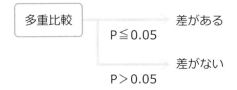

　分散分析と多重比較は，3通りの流派があります．

　a）は伝統的な方法 [8, 24, 78, 80] で，事前の検定で差がなければ多重比較をしません．理論的には問題があるものの，やむを得ずお勧めする派 [85] があります．αエラーが増えすぎないようにする方法ですが，差があるのに差がないと判定されやすくなります（βエラーが増えすぎてしまいます）[17]．

　b）は，分散分析をするけれども結果にかかわらず多重比較をする方法 [5, 18] です．

　c）は，分散分析と多重比較では目的にあわせて実施する，あるいは検定を繰り返すことを避けどこに差があるかを調べようという方法です [5, 10, 79, 86, 87]．多重比較の前に，どこかに差があるかの検定が不要な場合（→ p.138）は，どこかに差があるかの検定を行いません．

　私はc派です．

一元配置分散分析

前提条件	3 群以上でどこかに差があるか調べる 比率尺度・間隔尺度 対応なし 正規分布（等分散）
$\alpha = 0.05$ のとき P 値の解釈	P＞0.05 のとき：3 群に差があるか分からない P≦0.05 のとき：3 群のどこかに差がある
例	喘息・COPD・ACO（喘息＋COPD）の 3 群で， 呼吸機能に差があるか調べる

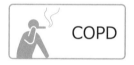

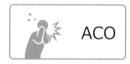

- **一元配置分散分析（one way analysis of variance, one way ANOVA）** は調べたいものは 3 群以上の差，比率尺度・間隔尺度で，対応なし，正規分布の場合に使えます．
- 等分散かを検定せずに，ウェルチ法で一元配置分散分析を行って構いません[15]．
- この検定ではどこかに差があるかしか分からないので，あまり使われません．

対応のない二元配置分散分析

使用条件	**2つの要因**を調べる（3 群以上の差も調べられる） 比率尺度・間隔尺度・順序尺度 対応なし 正規分布 等分散
例	敗血症の重症度と腎障害の 2 要因がプロカルシトニン値に与える影響と，重症度と腎障害の相互作用を調べる 要因 A（軽症・中等症・重症） 要因 B（腎障害なし・あり） 比べる値（プロカルシトニン）

- **対応のない二元配置分散分析（two way analysis of variance, two way ANOVA）**は，2 つの要因を調べる検定で，そのついでに 3 群以上を調べることができます.

- 要因は名義尺度か順序尺度で，比べる値は比率尺度・間隔尺度・順序尺度で正規分布，等分散の場合に使えます.

- 対応のない二元配置分散分析に対応するノンパラメトリック法はありません.

- この検定は現在はあまり使われていません.

相乗効果かそれぞれの要因の効果か

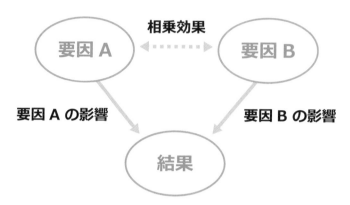

それぞれに P 値が出る

- 要因 A と要因 B それぞれが，結果に与える影響を調べます.

- 要因 A，B がそれぞれ結果に影響を与えるか（**主作用・主効果**があるか），要因 A と要因 B の**相乗効果（交互作用）**があるかを同時に検定します.

- ぞれぞれの P 値が計算され，P＞0.05 のとき：差があるか分からない
P≦0.05 のとき：差がある とします.

- 結果の解釈ですが，相乗効果（交互作用）が差がある場合は相乗効果を第一に考え，相乗効果（交互作用）がない場合はそれぞれの要因の効果を考えます.

クラスカル・ウォリス検定

| 前提条件 | 3 群以上の差を調べる
比率尺度・間隔尺度・順序尺度
対応なし
正規分布でなくてもよい（等分散） | |

| $\alpha = 0.05$ のとき
P 値の解釈 | P＞0.05 のとき：3 群に差があるか分からない
P≦0.05 のとき：3 群のどこかに差がある |

| 例 | 喘息・COPD・ACO（喘息＋COPD）の 3 群で，救急受診回数に差があるか調べる

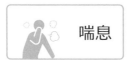 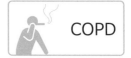
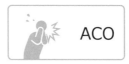 |

クラスカル・ウォリス検定（Kruskal Wallis test）は調べたいものは 3 群以上の差，比率尺度・間隔尺度・順序尺度で，対応なし，等分散の場合に使えます．差が正規分布でなくても使えます．

標本サイズが 3 未満の場合は，データにかかわらず差は有意にならない特性があります．

この検定ではどこかに差があるかしか分からないので，あまり使われません．

フリードマン検定

前提条件	3 群以上の差を調べる 比率尺度・間隔尺度・順序尺度 対応あり データの差が正規分布でなくてもよい	
P 値	P＞0.05 のとき：3 群に差があるか分からない P≦0.05 のとき：3 群のどこかに差がある	
例	患者さんを 3 群に分け偽薬・薬 A・薬 B を投与し，投与前後で症状スコアを比較	

- **フリードマン検定（Friedman test）**は 調べたいものは 3 群以上の差，比率尺度・間隔尺度・順序尺度で，対応ありの場合に使えます．
- データの差は正規分布でなくてもよいです．等分散でなくても使えます．
- この検定ではどこかに差があるかしか分からないので，あまり使われません．

反復測定 一元配置分散分析

前提条件	3 群以上の差を調べる 比率尺度・間隔尺度・順序尺度 対応あり データの差が正規分布 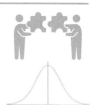
$\alpha = 0.05$ のとき P 値の解釈	P > 0.05 のとき：3 群に差があるか分からない P ≦ 0.05 のとき：3 群のどこかに差がある
例	患者さんに薬を投与し，経過で 3 回体重を比較 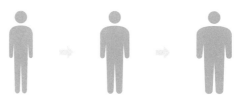

反復測定分析（repeated measures analysis of variance, repeated measures of ANOVA） は，調べたいものは繰り返しのある 3 群以上の差，比率尺度・間隔尺度・順序尺度で，対応あり，データの差が正規分布の場合に使えます．

データの差の分散が等しいかを**モークリーの球面性検定（Mauchly's sphericity test）** を行い，等分散でなければ**グリーンハウス・ゲイザー（Greenhouse-Geisser）** により補正します．

この検定ではどこかに差があるかしか分からないので，あまり使われません．

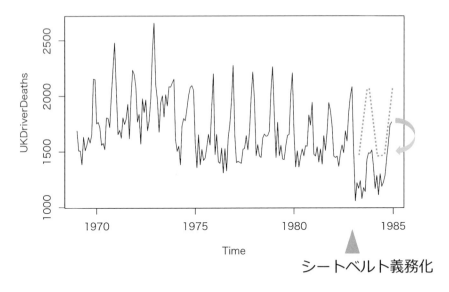

（R dataset UKDriverDeaths より）

---

memo

● 反復測定分析に似た分析として，**分割時系列解析（interrupted time-series analysis）**があります．介入前を対照群のように扱って，点線部分の予想される変化と，実線部分の実際の値を比べる方法です．上の例ではシートベルト着用が義務化されてから交通事故死が減っているかを見ます．

● ガイドラインや法律の変更など対照群が作れない場合に使います．

● 介入前後で背景が変わっていないか，他に交絡因子はないかなど，因果関係を示すのに難渋することがあります．

反復測定 二元配置分散分析

前提条件	2 群以上の差を調べる 比率尺度・間隔尺度 対応あり
$\alpha = 0.05$ のとき P 値の解釈	P＞0.05 のとき：群に差があるか分からない P≦0.05 のとき：群のどこかに差がある
例	患者さんを 2 群に分け偽薬と薬 A を投与し， 3 回体重を比較 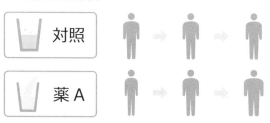

反復測定分析二元配置分散分析（repeated measures analysis of variance two-way, repeated measures of ANOVA two-way） は，調べたいものは 2 群以上，繰り返しあり，比率尺度・間隔尺度で，対応あり，群の差が正規分布の場合に使えます．

群の差の分散が等しいかを**モークリーの球面性検定（Mauchly's sphericity test）** を行い，等分散でなければ**グリーンハウス・ゲイザー（Greenhouse-Geisser）** により補正します．

この検定ではどこかに差があるかしか分かりません．現在では MMRM の方が使われます．

Dunnett 検定などで代用する派もあります [79] が，前提条件が違うので他の方法を使った方が良いです．

分散分析よりも多重比較

a）通常の検定を使い補正する

ボンフェローニ補正，閉検定手順（ホルム・ボンフェローニ法，ホッフバーグ法，階層法），ゲートキーピング法，α消費関数

b）多重比較に対応した検定を使う

ダネット検定，チューキー検定，スティール検定，スティール・ドゥワス検定，ゲームス・ハウエル法

- 分散分析の解析法を示しましたが，**多重比較**の方が臨床研究には合っています．
- 多重比較は，大きく分けて2通りあります．
- 1つは，t検定など通常の2群間の検定を使って，αエラーが増えないように調整する方法です．検定する順番を決めたり，検定の際にαを調整します．NEJM，JAMAなどの雑誌にはこちらの方法が多いです．通常の2群の検定を使い閉検定手順で補正する方法は，解析しやすいです．
- もう1つは，αエラーが増えない多重比較ができる検定を使う方法です．

通常の検定を使い補正する
ボンフェローニ補正

2群の差があるかの検定を行ったのち，**比較する回数をP値にかける**

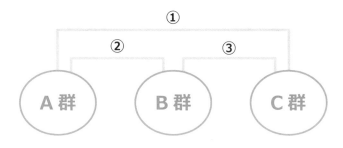

3回検定のとき，P値×3＝調整P値 とする

ボンフェローニ補正（Bonferroni correction）は，ウェルチのt検定やマン・ホイットニーU検定などの2群の差を調べる検定を使ったうえで，P値に検定する回数をかけて調整P値にします[88]．

例えば，3群でそれぞれの群を比べるには3回検定が必要なので，P値×3＝調整P値として，αと比べます．

P値を補正するのではなく，αを検定する回数で割っても構いません．

かなり厳しい補正法で，差があるのに差がないと判定しやすく（βエラーが増えすぎに）なるので，製薬業界ではほぼ使われません．簡便なので，学会発表では見かけます．**ホルム・ボンフェローニ法（ホルム法，Holm–Bonferroni method）**は，ボンフェローニ補正のこの欠点を改善させた方法です．

通常の検定を使い補正する
閉検定手順

同時に色々調べて どれかが有意であれば…

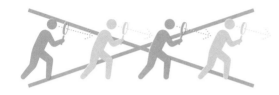

検定の多重性でダメ

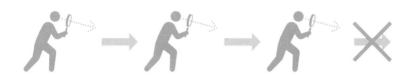

1個め OK
通ってヨシ

2個め OK
通ってヨシ

3個め差なし
ここで終了

- 検定の多重性は同時に複数調べるのが特に問題なので，**閉検定手順（閉手順，CTP：closed testing procedure）** では，**研究全体としての α** を調整しつつ，順番に検定をしていきます．
- この調整の仕方や検定する順番付けによって，ホルム・ボンフェローニ法，**ホッフバーグ法（Hochberg procedure）**，階層法などの方法があります．**ホルム・ボンフェローニ法**やホッフバーグ法は検出力が落ちにくい方法です．
- 具体的な計算方法は森川敏彦先生の論文[88]を参考にしてください．

多重比較に対応した検定を使う

多重比較の検定の選び方

1）対照群と比べるか，全ての群を比べるか

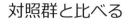

対照群と比べる

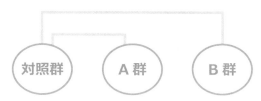

全ての群を比較

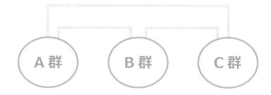

2）正規分布か，等分散か

多重比較に対応した検定を選ぶ場合，対照群と比べるのか全ての群を比べるの
か，正規分布か，等分散かで変わります．

	比較	前提条件	事前の検定※
ダネット検定	対照群と	正規分布 等分散	不要
不等分散を考慮したダネット検定	対照群と	正規分布 等分散でなくてもよい	不要
チューキー検定	全ての群を	正規分布 等分散	不要
ウィリアムズ検定	対照群と 端から順に	正規分布 等分散	不要
ゲームス・ハウエル法	全ての群を	正規分布	要
スティール検定	対照群と	正規分布でなくてもよい 等分散	不要
スティール・ドゥワス検定	全ての群を	正規分布でなくてもよい 等分散	不要

※：一元配置分散分析，反復測定分散分析，クラスカル・ウォリス検定，フリードマン検定

- 多重比較に対応した検定です．
- 正規分布で使えるパラメトリック法は，**ダネット検定（Dunnett's test）**，**チューキー検定（Tukey test，Tukey-Kramer test）** です．ダネット検定は等分散が前提ですが，「**不等分散を考慮したダネット検定（Dunnett の T3 法）**」もあります．
- 正規分布か分からない場合に使えるノンパラメトリック法は，**スティール検定（Steel test）**，**スティール・ドゥワス検定（Steel-Dwass test）** です．
- 製薬業界の用量反応試験では，**ウィリアムズ検定（Williams' multiple comparison test）** があります．
- **ゲームス・ハウエル法（Games Howell test）** は，等分散でなくても使えますが事前の検定が必要です．
- 他にも検定法はありますが，**シェッフェ検定（Scheffe test）** は検出力が悪いのでほぼ使われません．**ダンカン法（Duncan's new multiple range test）** は検定の多重性が考慮されていないので不適切です．

対応のない3群以上を比べる

対応のない 2 群の検定を使い補正する方法

```
分散分析        対応のない 2 群の検定      補正
（省略あり）  →  比率尺度・間隔尺度    →  ボンフェローニ補正
                順序尺度                 閉検定手順
                                         ホルム・ボンフェローニ法
                                         ホッフバーグ法
                                         階層法
```

多重比較に対応した検定を使う方法

対照群と比べる	母集団が正規分布と分かっている or 標本のヒストグラム・QQ プロット・正規性の検定が正規分布に近い or 標本サイズが大きい	はい	等分散	ダネット検定
			等分散でなくてもよい	不等分散を考慮したダネット検定
		いいえ	等分散	スティール検定
			等分散でなくてもよい	（ない）
全ての群を比べる	母集団が正規分布と分かっている or 標本のヒストグラム・QQ プロット・正規性の検定が正規分布に近い or 標本サイズが大きい	はい	等分散	チューキー検定
			等分散でなくてもよい	ゲームス・ハウエル法
		いいえ	等分散	スティール・ドゥワス検定
			等分散でなくてもよい	（ない）

対応のない 3 群の場合です.

分散分析は省略することがあります（→ p.139）.

対応のない 2 群の検定を使い補正する方法は，ウェルチの t 検定など通常の 2 群間の検定を使って，αエラーが増えないように調整します（→ p.148）.

多重比較に対応した検定を使う方法は，対照群と比べるのか全ての群を比べるのか，正規分布か，等分散か，で変わります.（→ p.151）.

対応のある3群以上を比べる

対応のある 2 群の検定を使い補正する方法

分散分析
（省略あり） → 対応のある 2 群の検定
比率尺度・間隔尺度
順序尺度 → 補正
ボンフェローニ補正
閉検定手順
ホルム・ボンフェローニ法
ホッフバーグ法
階層法

多重比較に対応した検定を使う方法

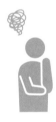

あるけれども難しい

- 対応のある 3 群の場合です.
- 分散分析は省略することがあります（→ p.139）.
- 対応のある 2 群の検定を使い補正する方法は，対応のある t 検定など通常の 2 群間の検定を使って，α エラーが増えないように調整します（→ p.148）.
- 反復測定で多重比較に対応した解析はあるのですが，非常に難しいです.

MMRM

前提条件	データ欠損が MAR 目的変数が正規分布 反復測定
結果	それぞれの項目，交互作用ごとに P 値が出る
例	患者さんを 2 群に分け偽薬と薬 A を投与し， 3 回体重を比較 対照 薬 A

MMRM（Mixed effect Models for Repeated Measures）は反復測定で使える解析です．2 群や 3 群でも使えます．近年の反復測定データの解析は MMRM が主流です．

MMRM では個体差や施設による差を仮説に入れます．

目的変数が正規分布で，欠損値が MAR（→ p.99）で起きていることが前提条件です．欠損値を埋めなくても解析できます．

Rのモデル式

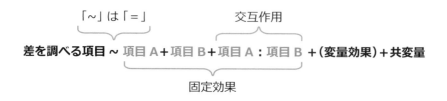

「〜」は「＝」 交互作用

差を調べる項目 〜 項目 A ＋ 項目 B ＋ 項目 A ： 項目 B ＋（変量効果）＋ 共変量

固定効果

- 「項目 A ＋項目 B ＋項目 A ： 項目 B」と「項目 A ＊ 項目 B」は同じ
- 変量効果は（　　）で囲む

　個体差や施設差など

- 共変量はそのまま「＋」で足していく

※ **MMRM** のモデル式の左側には，差を調べる項目を入れます．差を調べる項目は，例えば baseline からの変化量です．

※ モデル式の右側には，差を調べる項目に影響を与える可能性がある因子を入れていきます．

※ **固定効果**はモデル式で一定の値をとり，**変量効果**はモデル式でランダムで変動する値をとります．

　固定効果には，治療群や時間，baseline 値と時間などを入れます．

※ 変量効果は施設差や個体差などを入れます．個体差を入れる場合は，真ん中に縦線（パーティカルバー）を挟んで，(1 | 識別番号)，(時間 | 識別番号)，(1+群 | 識別番号) などを入れます．他にもいろいろな変量効果の入れ方がありますが，どれが一番良いというものはなく，いろいろやってみて AIC など当てはまりが良いものを選びます．

※ 他に共変量として入れるものがあれば，＋ で項目をモデル式に追加します．

　例えば，

　応答＝治療群＋時点＋治療群：時点＋(1 | 個人)＋baseline のようにモデル式を作ります．

生存曲線

カプラン・マイヤー曲線
(Kaplan-Meier curve)

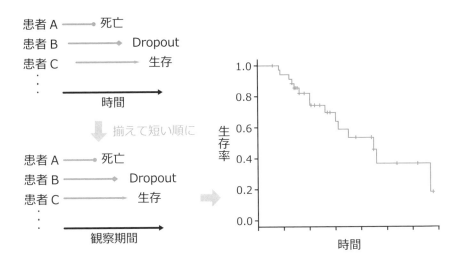

差を見る検定で，生存曲線を比べる場合です．まずは生存曲線の仕組みについてです．

生存時間曲線（survival curve）・カプラン・マイヤー曲線（Kaplan-Meier curve）は，生存率を示すグラフです．

生存期間の解析に使われます．

観察期間中に死亡あるいは Dropout した患者さんや，観察期間が終わっても生存している患者さんのデータをグラフにします．

生存率の指標

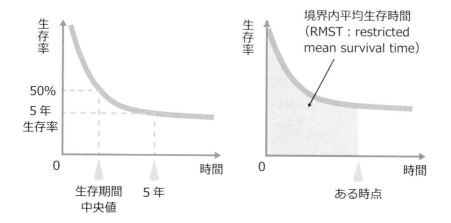

- カプラン・マイヤー曲線を使った生存率の指標はいくつもあります.
- **生存期間中央値**は，50%生存率となる時間です.
- **28 日生存率**や **5 年生存率**なども頻用されます.
- **マイルストーン生存時間分析**は，ある時点での生存割合を比べます.
- **境界内平均生存期間（RMST：restricted mean survival time)** は，ある時点までの生存曲線の下の面積で比べます．RMST で生存期間を比較したり，多変量解析を行う方法もあります．2017 年頃から流行してきた手法です.

打ち切りあり	生死不明 Dropout 転院 研究の終了時点で生存 ⇒生存期間が観察できなかった	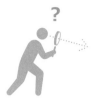
打ち切りなし	研究期間中に死亡 ⇒生存期間が観察できた	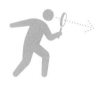

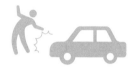

交通事故や併存症は
ケースバイケース

カプラン・マイヤー曲線には生存期間のほかにイベントと打ち切りの情報が必要です[54].

イベント（アウトカム） は，調べたいエンドポイントです．生存曲線では「死亡」が使われますが，その他にも癌の増大，疾患の再発などを使うこともあります．

打ち切り（censored） は，それ以上生存期間を観察できなくなったことです．打ち切りは，Dropout，同意撤回，転院して情報が得られなくなった，研究の観察期間が終わった，などです．

交通事故のような研究に関連しないものや，併存症など研究に関連する死亡の場合は，研究の目的によってイベントに入れたり打ち切りに入れたりします．例えば目的が全死亡であればイベントで，癌死であれば打ち切りです．

生存曲線では打ち切りは死亡とは関係なく起きると仮定して，打ち切られなかったらこれくらい生存するだろうと統計学的に推測して生存曲線を描きます．

カプラン・マイヤー曲線の書き方

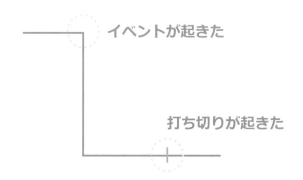

イベントが起きた

打ち切りが起きた

イベントが起きるごとに計算

生存率＝イベント直前 の生存率 × その時残った割合

打ち切りはイベントではないので，曲線は下がらない

- カプラン・マイヤー曲線は，イベントが起きるごとに生存率を計算します．イベントがあると生存率が落ちるので曲線は下がります．
- 生存率＝イベント直前の生存率×その時残った割合です．
- 打ち切りは「｜」などの「**ヒゲ**」で示します．打ち切りはイベントではないので，曲線は下がりません．

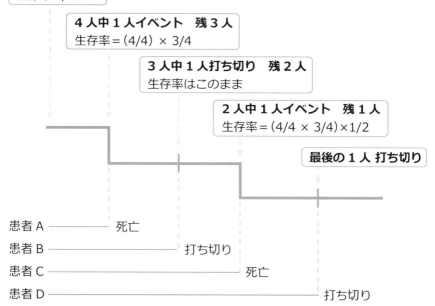

4 人でスタート
生存率 4/4

4 人中 1 人イベント　残 3 人
生存率＝(4/4) × 3/4

3 人中 1 人打ち切り　残 2 人
生存率はこのまま

2 人中 1 人イベント　残 1 人
生存率＝(4/4 × 3/4)×1/2

最後の 1 人 打ち切り

患者 A ———————— 死亡
患者 B ———————————— 打ち切り
患者 C ———————————————— 死亡
患者 D ———————————————————— 打ち切り

・イベントが起こるごとに，残った割合をかけて生存率を計算します．

・打ち切りはその時点では生存率は下がらず，次に生存率を計算する際に残りの
人数が変わります．

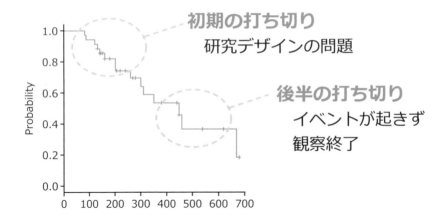

- 打ち切りの**ヒゲ**を見ることで，どのようなイベントがあったかを推測できます．
- 初期に打ち切りが多い場合，すぐに転院した，同意の撤回，早期合併症などの理由で逸脱したことを示唆します．あまりに多い場合は，研究デザインに問題があるかもしれません．
- 終盤にイベントよりも打ち切りが多い場合は，観察期間内にイベントが起きなかったことを示唆します．薬が長期間効いた場合でも起きるので，必ずしも悪い結果ではありません．

生存曲線の検定

前提条件	生存曲線が群によって差があるかを調べる検定法により様々
結果	P＞0.05 のとき：すべての時点で生存率に差があるかどうかわからない P≦0.05 のとき：どこかの時点で生存率に差がある
例	癌を 2 群に分け，それぞれ A 薬と B 薬を投与し，生存曲線を比較

カプラン・マイヤー法により生存曲線を描けます．

ログランク検定（log rank test） と **一般化ウィルコクソン検定（generalized Wilcoxon test）** は，生存曲線が群によって差があるかを調べる方法です．

また，RMST（→ p.158）も生存曲線の比較で使われます．

生存曲線の検定の向き・不向き

ログランク検定が向く

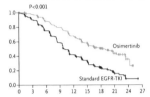

（N Engl J Med 2018；378：113-125. より引用）

どの検定でも差は出ない

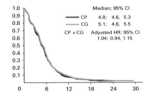

（JClinOncol2008；26：3543-3551. より引用）

ログランク検定か RMST が向く

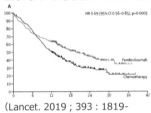

（Lancet. 2019；393：1819-1830. より引用）

一般化ウィルコクソン検定が向く

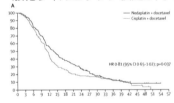

（Lancet Oncol 2015；16：1630-8. より引用）

◉ 生存曲線にはいろいろなパターンがあります.

◉ 生存曲線の最初から最後まで，単位時間当たりの死亡率（ハザード）が同じ比率（比例ハザード性が成立する）ときは，**ログランク検定**を使います. **一般化ウィルコクソン検定**も使えます.

◉ 生存曲線が重なる場合は，検定で差は出にくいです.

◉ 後半で差が出てくる場合は，免疫チェックポイント阻害薬などです. 効く人には長期間効き，効くまでに時間がかかるという薬です. ハザード比が変わるのでログランク検定はそのままでは使いづらく，**層別化ログランク検定**や，**RMST** による解析[89] などがあります.

◉ 途中までは差があるけれど，後半でくっついてしまう場合は，後半で人数が少なくなって差が分かりにくくなったり，薬の効果が長続きしなかった場合に起きます. 前半を重視する**一般化ウィルコクソン検定**が使えます.

中間解析は難しい
検定の多重性を回避

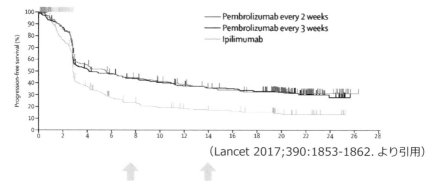

（Lancet 2017;390:1853-1862. より引用）

1回目　　　2回目
α＝0.002　　α＝0.005　　全体で α＝0.025
P＜0.0001　　P＝0.004

盲検解除しクロスオーバーを勧告

memo

もし，介入研究の途中で明らかに差が出そうだと分かってしまったときは，それ以上研究を続けると，悪い方の群に含まれた患者さんが不利益をこうむります．

特に研究期間が長い場合は，研究の途中で解析（**中間解析**）をすると，早く結果を得られて，不利益を被る群の患者さんが解放され，他の患者さんのエビデンスに役立ちます．

中間解析をする場合には，検定の多重性が問題にならないよう事前にプロトコールで決めます．**O' Brien-Fleming 型 α 消費関数**を使い研究全体としての α を調整するのが一般的[90]で，ボンフェローニ法やホッフバーグ法も使われます．

中間解析をする時期は，後の方よりは真ん中くらいが良いとされています．

また，プロトコールに書いていなくても，あまりに差があると安全性評価委員会などから中止勧告されることもあります．上の例は免疫チェックポイント阻害薬が圧勝してクロスオーバーを勧告された例です．

中間解析は難しい
後半で差が出ることが

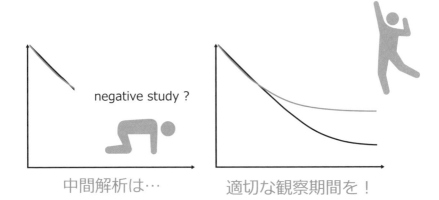

negative study ?

中間解析は…

適切な観察期間を！

memo

- 後半で差が出る場合に観察期間が短いと，本当は後半で差が出るのに中間解析で negative study で終わってしまう危険性があります．

- 免疫チェックポイント阻害薬など後半で差が出そうな場合は，観察期間や評価項目を長めにすることを検討します．

第 3 章 **4** 関係を見る検定

関係を調べる

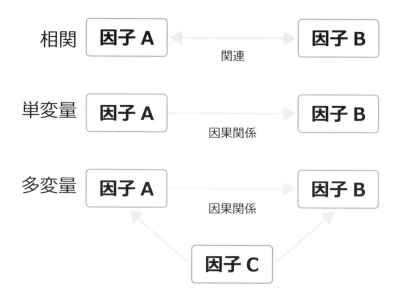

関係を調べる場合は，同時にいくつの因子を調べるかで検定法が変わります．

因子が 2 つで 1 対 1 の関連を調べるのであれば**相関分析**，因子が 2 つで因果関係を見るなら**単変量解析**，3 つ以上の因子の因果関係を調べるなら**多変量解析**です．

相関分析

要因 A	←→	要因 B

因果関係を考えない
1 対 1 の関係
直線的な関係

単変量解析

原因	→	結果

原因が結果に与える影響
1 対 1 の関係
（多変量解析なら複数の関係）

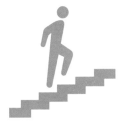
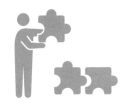

memo

● **相関分析**は，2 つの因子の直線的な関係を調べるだけで，因果関係を考慮していない分析です．

● 相関分析では量反応関係は示せます．しかし，相関関係があっても因果関係があるとは限りません．

● 単変量解析は，2 つの因子の関係をみるところは似ていますが，原因と結果を考えて解析します．また，多変量解析では複数の因子の因果関係について解析することもできます．

関係はまず散布図で見る

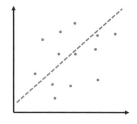

直線をひけるか？

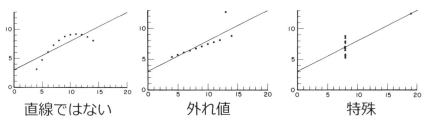

| 直線ではない | 外れ値 | 特殊 |

（The American Statistician 1973;27:17-21. より引用）

まず，2つの因子のグラフ**（散布図）**を描いて，2つの因子の関係を示す直線を描けるかをみます．直線的な関係があれば相関分析で**相関係数（correlation coefficient, r）**を調べます．

上の例は全て同じ相関係数ですが，関係は全く違います．相関分析は，直線ではない関係の解析には向きません．

外れ値に直線は引っ張られやすいです．この場合は外れ値を除外するか，ノンパラメトリック法を使います．

特殊な値をとる場合は，相関分析をせずに散布図で示します．

相関分析

前提条件	順序・間隔・比率尺度 直線的な関係があるかの相関係数を調べる 2つの因子がいずれも正規分布で外れ値がない場合 　→ ピアソンの積率相関係数 2つの因子のいずれかが正規分布しない場合 順序尺度の場合や，外れ値がある場合 　→ スピアマンの順位相関係数，ケンドールの順位相関係数
例	年齢と腎機能（eGFR）に直線的な関係があるか 小学生の年齢と身長に直線的な関係があるか

- 相関分析は，順序尺度 or 間隔尺度 or 比率尺度のそれぞれ2つの変数の間に直線的な関係があるかを調べます．

- ピアソンの相関係数（ピアソンの積率相関係数，Pearson product-moment correlation coefficient）はパラメトリック法で，スピアマンの相関係数（スピアマンの順位相関係数，Spearman's rank correlation coefficient）やケンドールの順位相関係数（Kendall rank correlation coefficient）はノンパラメトリック法です．

相関分析の結果の解釈

**相関係数は
正か負か？**

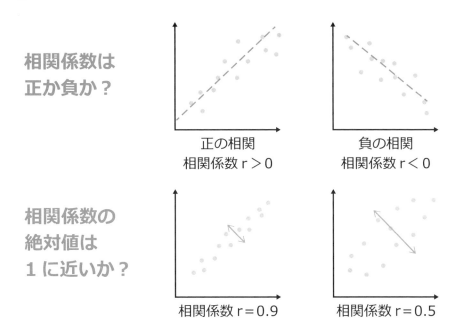

正の相関	負の相関
相関係数 r ＞ 0	相関係数 r ＜ 0

**相関係数の
絶対値は
1 に近いか？**

相関係数 r=0.9	相関係数 r=0.5

- **相関係数**は，−1〜1の値で示されます．
- 正であれば正の相関でグラフは右肩上がり，負であれば負の相関で右肩下がりになります．
- 相関係数の絶対値は，小さければ相関が弱く分布がばらついており，大きければ相関が強く分布がまとまっていることを示します．
- 相関係数の解釈は様々です[91]．|r| が 0 〜 0.2 でほぼ相関なし，0.2 〜 0.4 で弱い相関，0.4 〜 0.7 で相関あり，0.7 〜 1 で強い相関と解釈することもあります[37]．

多変量解析でできること

因果関係 予測	回帰分析 　重回帰分析 　ロジスティック回帰分析 　コックス比例ハザードモデル 判別分析 決定木分析 共分散構造分析 共分散分析 MMRM
要約	主成分分析 因子分析 クラスター分析 コレスポンデンス分析

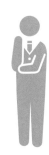

- 統計でできることは，因果関係を示す，予測する，要約することですが，**多変量解析**では目的に合わせて色々な解析法があります．
- 解析法によって用語が違います．原因側の変数を，**説明変数・独立変数・予測変数**といい，結果側の変数を**被説明変数・目的変数・従属変数・応答変数・結果変数・反応変数・外的基準**といいます．
- 本書では原因側の変数は説明変数で，結果側の変数を目的変数で統一します．

単回帰分析

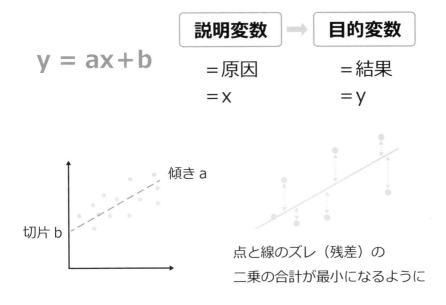

$$y = ax + b$$

説明変数 ➡ 目的変数

＝原因　　＝結果

＝x　　　＝y

傾き a

切片 b

点と線のズレ（残差）の
二乗の合計が最小になるように

回帰分析では原因の説明変数を x とし，結果の目的変数を y として，x と y の
関係をいろいろな**仮説（モデル）**で考えます．

回帰分析では，x と y の関係を式（**回帰式，回帰方程式，モデル式**）で表します．

回帰分析には，単回帰分析，重回帰分析，ロジスティック回帰分析，コックス
比例ハザードモデルなどがあります．

単回帰分析は，x が1つの場合，x も y がともに間隔尺度または比率尺度で，x
と y が直線関係にある場合に使えます．

x と y の関係は，y＝ax＋b で示します．一次関数の形です．

y＝ax＋b は，傾き（**回帰係数**）が a，切片が b の直線（**回帰直線**）です．

実際のデータの値と回帰式の直線のズレ（**残差**）の二乗を合計した値が最小と
なるような方法（**最小二乗法**）で線をひきます．

memo

y＝ax＋b の y は，実際の値ではなく予測する値です．予測する値の y を，ŷ と**ハット**と
いう記号を付けて示すことがありますが，本書ではハットは省略します．

単回帰分析
求めた式の精度は？

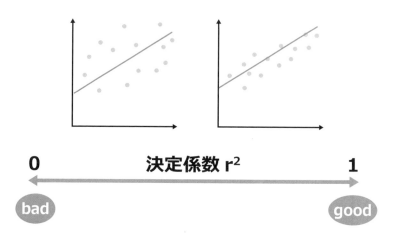

- **決定係数 r^2** は，単回帰分析で求めた y=ax+b の式で，目的変数の変動が説明変数でどれだけ説明されるかを示します．

- 式の精度（当てはまり，**適合度**）を示す指標に使われます．決定係数は 0〜1 の値をとり，1 に近いほど当てはまりが高いとされます．

memo

- 決定係数は当てはまりとは少し違うのですが，よく使われます．

- 当てはまりを示す指標として，**AIC（Akaike's Information Criterion, 赤池情報量基準）** があります．

重回帰分析

$$y = b_1x_1 + b_2x_2 + \cdots + b_0$$

説明変数 ⟶ 目的変数

説明変数

説明変数

=原因
=x

=結果
=y

重回帰分析は，x が 2 つ以上の場合，x も y がともに間隔尺度または比率尺度で，x と y が直線関係にある場合に使えます．

x と y の関係は，y が目的変数，x_1, x_2… が説明変数として，$y = b_1x_1 + b_2x_2 + \cdots + b_0$ で示します．

説明変数 x が 2 つのときの $y = b_1x_1 + b_2x_2 + b_0$ は，3 次元の平面（**回帰平面**）になります．

説明変数 x が 3 つ以上だと，もう図に描くことができません．

$y = b_1x_1 + b_2x_2 + \cdots + b_0$ の b_1 や b_2 が傾き（**偏回帰係数**）を示します．

memo

単変量分析では回帰係数といい，重回帰分析で「偏」回帰係数というのは，ほかの説明変数との影響を除いたという意味です．

残差が正規分布で等分散という前提条件もあります．

求めた式の精度は？

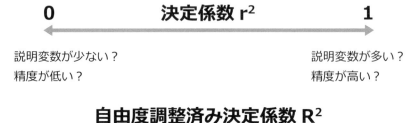

0 決定係数 r² **1**

説明変数が少ない？
精度が低い？

説明変数が多い？
精度が高い？

自由度調整済み決定係数 R²
（adjusted R²）
0 **1**

精度が低い

精度が高い

- 単回帰分析では決定係数 r^2 は0～1の値をとり，1に近いほど当てはまりが良いとされます．しかし重回帰分析では，決定係数 R^2 が1に近いことは，説明変数が多いことも示します．

- 説明変数が多いのかを調整するために，重回帰分析では**自由度調整済み決定係数 R^2 (adjusted R²)** が使われます．自由度調整済み決定係数 R^2 は，絶対的な基準はありませんが1に近いほど当てはまりが良いとされます．

memo

- 単回帰の決定係数は小文字の r で，重回帰だと大文字の R にします．

- 因果推論の場合は，決定係数は必ずしも高くなくても良いとされます．

- 単回帰分析と同様に，決定係数は当てはまりとは少し違うのですがよく使われます．

単位を揃えて比較する

$$y = b_1x_1 + b_2x_2 + \cdots + b_0$$

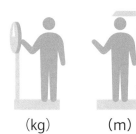

（kg）　　　（m）

単位が違うと b_1, b_2, …を比べにくい

↓

y, x_1, x_2 …を全て平均 0, 分散 1 にすれば b_1, b_2 を比べられる

例）datasets stackloss より

 見え方が違う！

標準化前　$y = -0.2x_1 + 0.7x_2 + 1.3x_3 - 40$
　　　　　　　　（硝酸濃度）　（工場稼働率）　　（冷却水温度）

標準化後　$y = -8.0x_1 + 6.5x_2 + 4.0x_3 - 2.5$

重回帰分析の回帰式では，単位はバラバラです．単位がバラバラなので，mg, kg, m, cm など単位によって偏回帰係数 b_1, b_2…の値が変わります．

単位による違いを調整したい場合は，目的変数・説明変数を平均 0, 分散 1 の分布に変換（**標準化，基準化**）します．標準化した後の偏回帰係数を，**標準偏回帰係数**といいます．

上の例は，R の datasets stackloss のデータから作った重回帰式です．アンモニア生産量と，硝酸濃度・工場稼働率・冷却水温度の 3 つの説明変数があります．それぞれ単位が違いますが，標準化すると単位の影響を除いて見ることができます．

多重共線性は結果を歪ませる

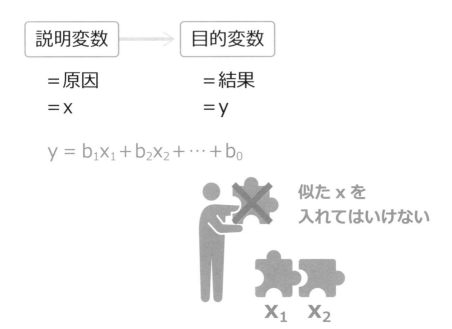

説明変数 → 目的変数

＝原因　　　＝結果
＝x　　　　＝y

$$y = b_1x_1 + b_2x_2 + \cdots + b_0$$

似た x を
入れてはいけない

x_1　x_2

- 重回帰分析などの回帰式では，相関関係があるような似た説明変数を複数入れると，**多重共線性（multicollinearity）** が起きて正しい結果が出なくなります.
- 多重共線性を示す指標の **VIF（Variance Inflation Factor，分散拡大係数）** が，3〜5で多重共線性が疑わしい，10以上でほぼ間違いなく多重共線性があります.
- VIF が高い場合は，VIF が高い説明変数を1つずつ抜いて解析する，変数を合成して（→ p.114）解析する，標本サイズを増やすなどの対応をします.

memo

因果推論の場合は，多重共線性はそこまで問題にならないとされます.

回帰分析
説明変数の選び方

因果関係を示す場合

（○）先行研究でわかっているもの
（○）交絡因子になりそうなもの
（○）目的変数に関係しそうなもの
（△）変数増減法，変数減増法を使う
（△）単変量解析で有意なもののみ入れる

因果関係よりも予測の場合

（○）因果関係の有無にかかわらず，測りやすく誤差が少ないもの

その他

適合度が同じなら説明変数が少ない方が良い
モデルが複雑すぎる（説明変数が多すぎる）と 過剰適合

説明変数は，先行研究で分かっているものや，交絡因子になりそうなもの，目的変数に関係しそうなものを入れます．

単変量解析で有意なもののみ入れると，抑制変数（→ p.68）を見落とすことがあるので，あまり良くありません [33, 92]．

変数減増法，ステップワイズ法（変数増減法） などの**変数選択法**は，AIC や **BIC（ベイズ情報量基準, Bayesian information criterion)**，P 値を参考にして，変数を出し入れして最適なモデルを探す方法です．減増法は全ての説明変数から減らしていき，増減法は 1 個から増やしていきます．変数選択法に寛容な派 [15, 17, 24, 54, 93, 94] もあれば，バイアスが生じたり [74, 95] 再現性がなくなるので良くない [33, 96] という流派もあります．

予測が目的の場合は，因果関係の有無にかかわらず簡便に正確に予測できれば良いので，変数選択法を使っても良いです [62, 97]．説明変数が多すぎると**過剰適合（overfitting)** となり見せかけの予測精度だけが上がり，実際の予測に役立たないことがあります．

共分散分析 ANCOVA

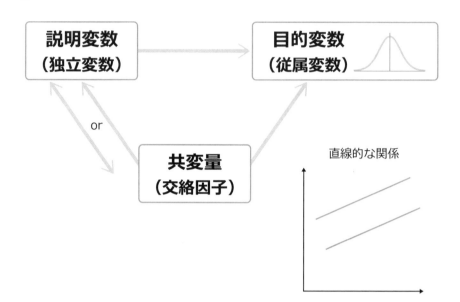

- 共分散分析（ANCOVA：analysis of covariance）は，交絡因子の影響を除いて因果関係を示しやすくする解析です．
- 共分散分析で解析する交絡因子を**共変量（covariance）**と呼びます．
- 共分散分析の前提条件はいくつかあります．特に，共変量と目的変数は間隔尺度か比率尺度で，共変量で階級別にして目的変数との関係を示すと直線的で平行に近い関係になる，などが重要です．

memo

誤差が等分散で正規分布などの前提条件もありますが，割愛します．

例1)

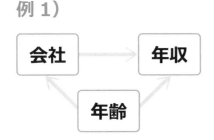

ID	会社	年齢	年収
1	A	30	500
2	A	35	700
3	B	50	1000
4	B	60	1300

t検定ではなくANOVA

例2)

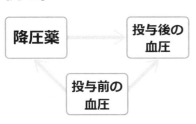

ID	介入	投与前	投与後
1	0	140	140
2	0	150	140
3	1	160	140
4	1	180	160

対応のあるt検定ではなくANOVA

※架空のデータであり，実際の標本サイズはもっと大きい

例1は，会社によって年収に差があるかを調べたい場合です．

年収をそのままt検定で比べると，B社の方が年収が高いという結果が出ます．

しかし，B社の方が年齢が高いので，年齢によって年収が高く見えているのかもしれません．

年収も年齢も連続変数で，年収は年齢と直線に近い関係があり，年代別でも直線関係の傾きは近いので共分散分析が使えます．

共分散分析では，A社とB社で年齢を調整するとあまり年収が変わらないという結果が出ます．

例2は，降圧薬で血圧が下がるかを調べたい場合です．そのまま対応のあるt検定を使うと，投与前の血圧が高いほど投与後の血圧が平均に近づき（**平均への回帰**），降圧薬の効果が大きく見えるという交絡因子の影響を取り除けません．このような場合は，baselineの値を共変量にして共分散分析をします．

ロジスティック回帰分析

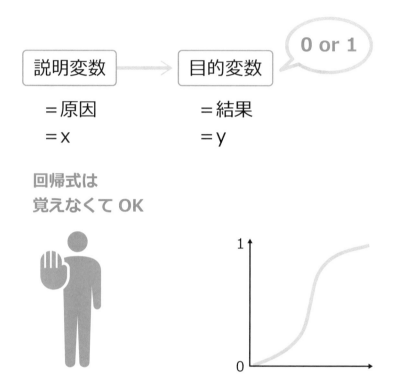

- ロジスティック回帰分析（Logistic regression）は，目的変数が 0 か 1 で示せる場合に使えます．病気などの，あるなしで示せるものです．このような名義尺度で 0 か 1 の値しかとらない変数は **2 値変数**といいます．
- 説明変数はどの尺度でもよく，複数の説明変数でも分析できます．
- x と y の関係式（回帰式）は，興味がある方は Wikipedia などを参照ください．式をグラフにすると，S 字の曲線になります．
- 回帰式では，結果が起きる可能性を 0 〜 1（0 〜 100%）で確率を計算できます．例えば，リスク因子から疾患が起きる確率を予測できます．

	目的変数	説明変数
重回帰分析	間隔尺度・比率尺度	どの尺度でも
共分散分析	間隔尺度・比率尺度	間隔尺度・比率尺度
ロジスティック回帰分析	名義尺度で 2 値変数	どの尺度でも
順序ロジスティック回帰分析	順序尺度	どの尺度でも
多項ロジスティック回帰分析	名義尺度で 3 種類以上	どの尺度でも

memo

因果関係や予測をするための多変量解析には，似ているものがあります．

目的変数の尺度によって，**ロジスティック回帰分析**か**重回帰分析**・共分散分析かが変わります．

共分散分析は重回帰分析に含まれます．重回帰分析は説明変数にどの尺度でも使えますが，共分散分析は説明変数に間隔尺度・比率尺度しか使えません．

目的変数が順序尺度で使える**順序ロジスティック回帰分析**，3 種類以上の名義変数で使える**多項ロジスティック回帰分析**もありますが，変数を合成するか区切って通常のロジスティック回帰分析をすることもできます．

コックス比例ハザードモデル

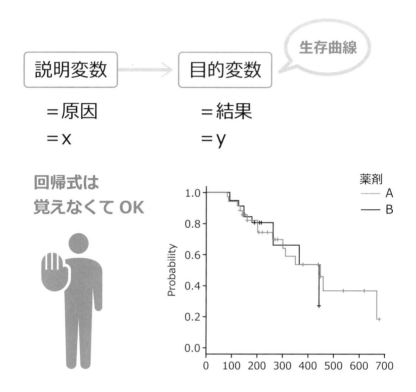

コックス比例ハザードモデル（コックス比例ハザード回帰分析，Cox proportional hazards regression analysis, Cox proportional hazards model, Cox regression analysis）は，生存曲線への多変量解析です．

生存曲線を比べるのはログランク検定です．コックス比例ハザードモデルでは，どのような因子が生存曲線に影響するかをまとめて分析できます．

説明変数はどの尺度でもよく，複数の説明変数でも分析できます．

xとyの関係式（回帰式）は，興味がある方はWikipediaなどを参照ください．

コックス比例ハザードモデル
時間でハザード比が変わらない

変わらない例

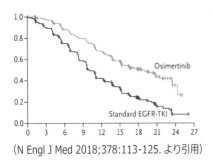

（N Engl J Med 2018;378:113-125. より引用）

変わる例

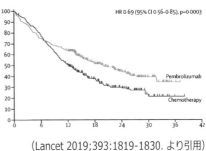

（Lancet 2019;393:1819-1830. より引用）

- コックス比例ハザードモデルは，ログランク検定と同様に時間によってハザード比が変わらないとき，つまりイベントの発生率を群で比べるとどの時点でも比は同じ場合（**比例ハザード性**の仮定が成り立つとき）に使えます．

- 時間によってハザード比が変わらなければ，時間によって薬の効果は変わっても構いません．

- 免疫チェックポイント阻害薬は，効くまで時間がかかり，効く人には長く効くという薬なので，比例ハザード性が成り立たずコックス比例ハザードモデルには向きません．

- 時間によってリスク比が変わる場合は，**重み付き Cox 回帰（Weighted Cox regression）**，RMST による分析，**時間依存性共変量（time dependent co-variate）**を使った分析などがありますが本書では割愛します．

主成分分析

手元のデータ

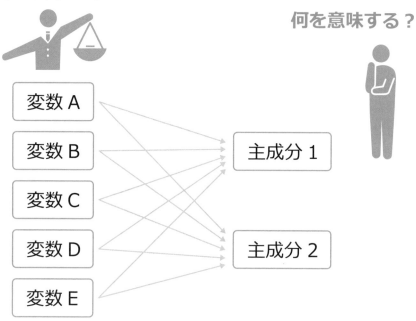

何を意味する？

変数 A
変数 B
変数 C
変数 D
変数 E

主成分 1

主成分 2

- 主成分分析（principal component analysis）は，因子をまとめる分析です．変数が多くて扱いにくいとき多数の項目をまとめて数を減らすことができます．

- 例えば，手元のデータに変数 A 〜 E があったとき，主成分分析で主成分1 〜 2 にまとめます．

- 手元のデータの変数はいくつでも構いませんが，まとめる主成分は 2 〜 4 つまで[5]です．第 2 主成分までの**累積寄与率**（第 1 主成分の寄与率＋第 2 主成分の寄与率）が 50% 〜 80%以上[15, 98]にすることもあります．

- この分析の難しいところは，主成分が何を意味するかは研究者が考えます．心理学や公衆衛生で使われることがあります．

因子分析

手元のデータ

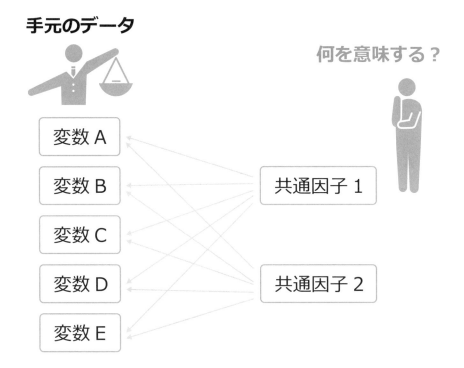

因子分析（factor analysis）は，多数の変数から共通する因子を見つける分析です．それぞれの例における共通因子（**因子得点**）が，それぞれの変数にどれだけ影響しているかの相関係数（**因子負荷量**）をみています．

主成分分析と似ていますが，主成分分析は要約する分析，因子分析は背景の共通因子をみる分析という違いがあります．

共通因子は見ることはできず，共通因子が何を意味するかは研究者が考えます．因子分析にかける前に，共通因子の仮説を立てなければ分析できません．

共通因子の個数や，どのような方向性で因子を解析するか（因子の回転），因子得点の計算法は，研究者が決めます．検定の多重性も通常は問題になりません．変数と共通因子の関係性を説明しやすいモデルを選びます．

こちらも心理学[6]や公衆衛生で使われることがあります．

判別分析

どちらに入れる？

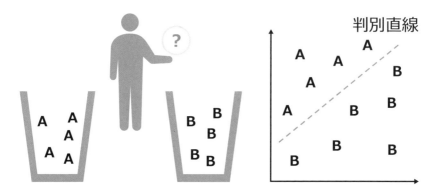

判別直線

● **判別分析**（discriminant analysis）は，既にグループ分けされているデータがある状態で，新たなデータが得られたとき，それをどちらのグループに入れるのかを判別する分析です．

● 2つのグループで分析します．3つ以上は**正準判別分析**になります．

● 診断予測や，AI・機械学習などで使われます．

● 判別分析のイメージは，グループ分けされている境界に線をひきます．

● 回帰分析と同様に，変数が増えるにつれて直線 → 曲線 → 平面 →（もう描けない多次元）となります．

クラスター分析

手元にあるデータをグループ分け

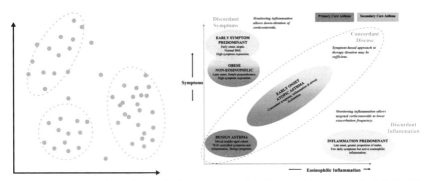

（Am J Respir Crit Care Med 2008;178:2018-224. より引用）

クラスター分析（cluster analysis）は，手元にあるデータを似ている者同士でグループ分けします．クラスターとは集団のことを指します．例えば疾患をサブタイプ別に分けることができます．

判別分析と異なり，元々判別されたデータはありません．

方法は色々ありますが，研究者が説明しやすい方法で構いません．検定の多重性はあまり問題になりません．階層型でウォード法または群平均法 + ユークリッド距離はよく使われます．

・いくつのクラスターに分けるか

・クラスターをどう分けるか

　非階層型の **K- 平均法**，**階層型**

・階層型でクラスター同士の距離をどう測るか

　ウォード法（Ward 法），最長距離法（最遠距離法，完全連結法），最短距離法（最近隣法，単連結法），群平均法，重心法，メディアン法，McQuitty法など

・階層型でデータ同士の距離をどう測るか

　ユークリッド距離，平方ユークリッド距離，マンハッタン距離など

決定木分析

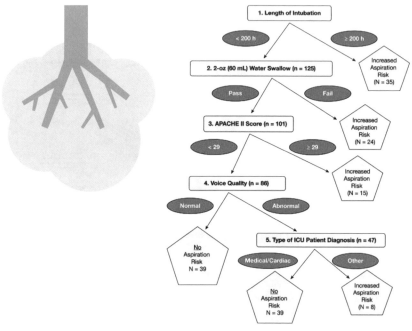

（Chest 2020;158:1923-1933. より引用）

● **決定木分析（decision tree）** は，予測や判別のルールを作る分析です．

● 単純な方法で分類のルールを決め，枝分かれのようにデータを分別していきます．説明変数，目的変数はどの種類の変数でも構いません．

● 例は，嚥下機能評価を決定木分析した論文です．2択で枝分かれしており，結果が見やすいのが特徴です．

コレスポンデンス分析

分割表から

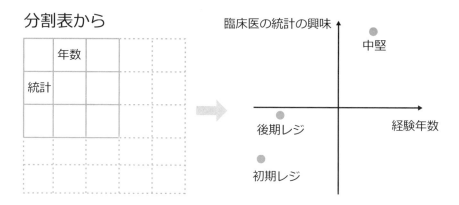

- **コレスポンデンス分析（対応分析）**は，分割表を基にして，似たような項目が近くなるよう見やすく図示する方法です.

- これ自体で因果関係を示すのではなく，項目同士の関係を見るために用いられます.

- 例は，臨床医の統計の興味と経験年数を表した架空のデータです.

- あまり使われません.

構造方程式モデリング(SEM)

重回帰分析の考え方

並列でつながる

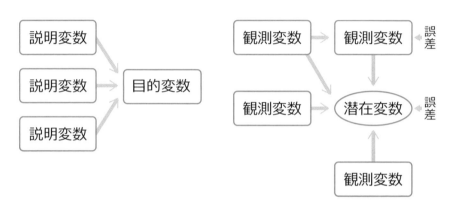

SEM の考え方

様々な関係＋見えないモノ

- 共分散構造分析（CSA：covariance structure analysis），構造方程式モデリング（SEM：structural equation modeling）は，因子分析と重回帰分析を合わせたような分析です．多数の変数を同時に解析し，因果関係を示そうとします．
- 変数の関係を図（パス図）で表します[99]．
- 重回帰分析は並列の関係を見るのに対し，SEM は見えない変数を含め様々な関係を考えます．
- 心理学などで用いられます．

memo
厳密には共分散構造分析と構造方程式モデリングは少し違いますが，そこまで気にしなくてもあまり問題になりません．

構造方程式モデリング
見えないものを扱う

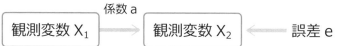

⇒見える変数 X_1 が，標準偏回帰係数 a で，見える変数 X_2 に影響する因果関係がある
誤差 e は見えない

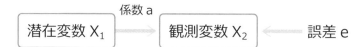

⇒見えない変数 X_1 が，標準偏回帰係数 a で，見える変数 X_2 に影響する因果関係がある
誤差 e は見えない

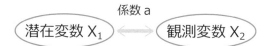

⇒見えない変数 X_1 と見えない変数 X_2 は偏相関係数 a の関係

SEM では見えない変数を扱います．

測定できる見える変数（**観測変数**）は"□"で囲み，測定できない見えない変数（**潜在変数**）は"○"で囲みます．

因果関係を示す矢印は"→"で，相関関係を示す矢印は"↔"で示します．

因果関係を示す場合に生じる誤差は，何も囲まないか，"○"で囲みます．相関関係の矢印"↔"の場合は，誤差は出ません．

因果関係を示すための矢印"→"によって，出ていく矢印しかない変数（**外生変数**）と，入ってくる矢印がある変数（**内生変数**）があります．

出ていく矢印しかない変数（**外生変数**）は，原因側なので，誤差はありません．

現実的には，他の何らかの結果かもしれませんが，図に載っていない関係は，ないものとして扱います．

memo
偏〜係数と"偏"が頭につくのは，他の変数の影響を除いた値という意味です．

構造方程式モデリング
仮説が難しい

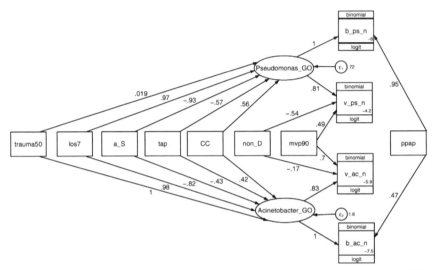

（Crit Care 2020;24:189. より引用）

- 構造方程式モデリングは，検証的にあらかじめどのような因果関係があるかの仮説を立てないと解析しにくいです．
- 潜在変数は見れません．どこに何個あるのかを研究者が仮説を立てて考えます．
- 探索的に変数同士の全ての矢印を解析する方法もありますが，「この矢印は何を意味するのか」を研究者が解釈に苦しむことがあります．
- また，想定した仮説の通りに結果が出るとは限りません．
- あまり意味のない変数を除外したり，当てはまりが良い仮説を考えます．
- 上の例は，抗菌薬の使用などのリスク因子から，緑膿菌やアシネトバクターによる人工呼吸器関連肺炎や菌血症の因果関係を調べた研究です．それぞれの菌を潜在変数としています．この研究では7つの仮説を作り，AIC が最も小さいものを，仮説の当てはまりが良いとして選ばれました．

多変量解析の標本サイズ

m を説明変数の個数として

ロジスティック回帰分析
アウトカムあり or なしの少ない方＞10×m, 20×m, 50＋8×m

コックス比例ハザードモデル
アウトカムあり＞10×m, 20×m, 50＋8×m

重回帰分析
10×m, 20×m, 50+8×m

構造方程式モデリング
100 〜 200

因子分析
（5 〜 10）×m

多変量解析は観察研究が多いです．観察研究では標本サイズの設計は介入研究ほど厳密ではありません．標本サイズが大きいほど因果関係を示しやすくなります．

m を説明変数の個数とします．

ロジスティック回帰分析は，アウトカムあり or なしの少ない方が 10×m 以上 [8, 43, 74] があります．

コックス比例ハザードモデルは，アウトカムありが 10×m 以上 [43] があります．

ロジスティック回帰分析とコックス比例ハザードモデルでは「10」が経験則で使われますが，絶対的なものではありません [100, 101, 102]．

重回帰分析は，10 〜 15×m や [8, 18, 43]，50+8×m が [18] あります．**構造方程式モデリング**は 100 〜 200，**因子分析**は，3 〜 4×m や [103]，6×m が [104] あります．クラスター分析は 60 〜 70×m などです [105]．主成分分析は 40 〜 50 です．

5 その他の解析

感度・特異度

	所見	
	陽性	陰性
疾患あり	a 真の陽性	c 偽陰性
疾患なし	b 偽陽性	d 真の陰性

感度	$\dfrac{a}{a+c}$	疾患ありを陽性と判定する
特異度	$\dfrac{d}{b+d}$	疾患なしを陰性と判定する
陽性尤度比	$\dfrac{感度}{1-特異度}$	所見陽性だった場合に， 所見陰性と比べ疾患がある可能性が何倍か
陰性尤度比	$\dfrac{1-感度}{特異度}$	所見陰性だった場合に， 所見陽性と比べ疾患がある可能性が何倍か

- 日常臨床では，診察や検査で様々な所見をみて診断をつけます．
- 100%の精度の所見はまずありません．
- 検査では，疾患があるのに所見陰性の**偽陰性**，疾患がないのに所見陽性の**偽陽性**があります．
- 所見の精度は**感度（sensitivity）**と**特異度（specificity）**で表します．
- 感度は，疾患ありで所見陽性になる確率です．感度が高い所見は，偽陽性が多いが疾患を見落としにくいので，スクリーニングや除外診断に使えます．
- 特異度は，疾患なしで所見陰性になる確率です．特異度が高い所見は，偽陰性が多いが疾患がなければ陽性になりにくいので，確定診断に使えます．

カットオフ値はどこにするか?

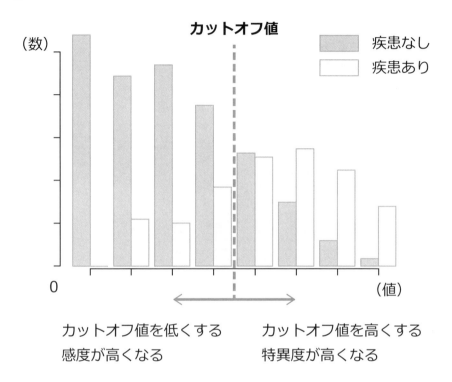

診察や検査での所見は,あるなしや数値で表されるものなど様々です.

あるなしの2択しかない所見であれば,そのまま感度・特異度などを計算できます.しかし,血液検査のように数値で表される所見は,どこを**カットオフ値(閾値)**にするかという問題があります.

例えば上の図では,カットオフ値を低くすれば感度が高くなり,より疾患を拾い上げやすくなります.逆にカットオフ値を高くすれば特異度が高くなり,より確定診断をしやすくなります.

感度と特異度を同時に上げることはできません.

ROC曲線でカットオフ値を決める

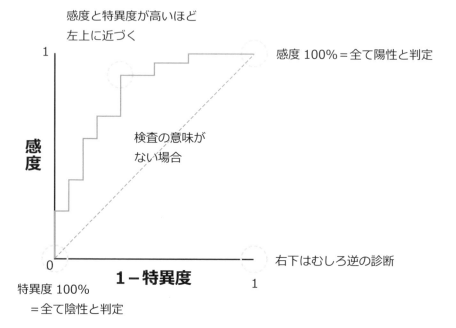

感度と特異度が高いほど
左上に近づく

感度 100％＝全て陽性と判定

感度

検査の意味が
ない場合

1－特異度

右下はむしろ逆の診断

特異度 100％
＝全て陰性と判定

- ROC 曲線は，検査の数値を 0 か 1 で分類する**カットオフ値**を決めるためのものです．

- 縦軸を「感度」に，横軸を「1－特異度（＝偽陽性率）」にして，それぞれのカットオフ値で**感度・特異度**がいくらになるかの曲線を描いていきます．

- 感度 100％は右上，特異度 100％は左下になります．

- 感度と特異度が高いほど左上に寄ります．

- 検査の意義が全くない場合は，右斜め 45 度の直線になります．

- 右下は検査陰性なら疾患があるという状態なので，逆の診断をしています．

AUCが大きいほど判別能がある

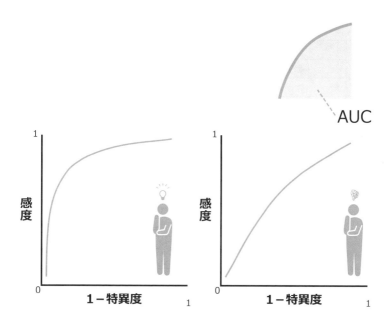

AUC

- **ROC 曲線**が左上に寄っているほど検査の感度・特異度が高くなります.

- 左上に寄っているかは，ROC 曲線の下側の面積（**曲面化面積，AUC：area under the curve，C 統計量**）を指標にします．AUC は 0.7 ~ 0.8 以上が良いとされます [80, 106].

- AUC・C 統計量は，ロジスティック回帰分析や傾向スコアにも使われます.

- カットオフ値の決め方はいくつかあります.「左上に一番近い値」，あるいは「感度＋特異度が最も高い値 [80]」が多いです．いずれにせよ，ROC 曲線がきれいな山なりの場合は，どちらも近い値になります.

- 他にも検査の目的によって，感度を高くするか特異度を高くするか検討します.

memo

生存曲線でカットオフ値を決める場合，生存時間の情報が必要です．例えば，生存か死亡かの 0 か 1 だけの情報ではなく，1 年で死亡や，5 年生存して Dropout などの情報を加えて解析します．この場合は通常の ROC 曲線ではなく，**時間依存性 ROC 曲線（時間依存型 ROC 曲線）**を使います.

所見ありは疾患あり？

有病率（もしくは検査前確率）が，0.1%のとき 10,000 人では…

	所見		
	陽性	陰性	計
疾患あり			有病率×n＝10
疾患なし			（1－有病率）×n＝9,990
計			n＝10,000

感度 90%，特異度 95%のとき…

	所見		計
	陽性	陰性	
疾患あり	（疾患あり）×感度 ＝9	（疾患あり）×（1－感度） ＝1	10
疾患なし	（疾患なし）×（1－特異度） ＝499.5	（疾患なし）×特異度 ＝9,490.5	9,990
計	508.5	9,491.5	10,000

陽性的中率　　　　陰性的中率
＝9/508.5＝2%　　＝9,490.5/9,491.5＝99%

- 臨床では患者さんが，所見ありのときに疾患がある確率を知りたいです．

    陽性的中率＝所見ありのとき疾患ありの確率

    陰性的中率＝所見なしのとき疾患なしの確率

  これらは感度と特異度のほかに検査をする前の有病率（もしくは検査前確率）
  が必要です．

- 有病率＝0.1%では10,000 人のうち疾患ありは10 人で疾患なしは9,990 人です．
  感度90%では，疾患ありの10 人のうち9 人が所見陽性です．
  特異度95% では，疾患なしの9,990 人のうち9,490.5 人が所見陰性です．
  所見陽性のうち疾患ありの確率（陽性的中率）は 1.7%,
  所見陰性のうち疾患なしの確率（陰性的中率）は 99.9%と計算されます．

- 有病率が少ないと，所見陽性でも疾患がある可能性は低くなります．
  所見陽性なだけに，かえって臨床判断が難しくなることもあります．

- 有病率＝20%なら，陽性的中率は82%，陰性的中率97% と計算されます．
  これくらいなら臨床判断はしやすいでしょう．

メタアナリシス

それぞれの研究結果はばらついていても…

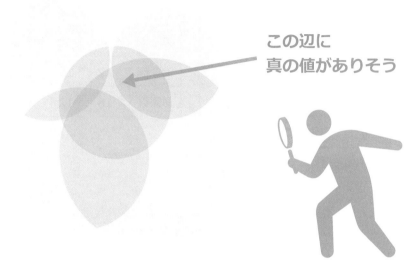

この辺に
真の値がありそう

- **メタアナリシス（meta-analysis）** は，条件を決めて既存の研究を集めて統合解析をする，究極の後付け解析と言われます．メタアナリシスでは，臨床でデータを集めない分だけ，研究にかかる時間や労力は少ないです．

- ランダム化比較試験を集めたメタアナリシスは，エビデンスレベルが非常に高いです（→ p.vi）．

- 同じものを調べていても，それぞれの研究の結果は偶然誤差やバイアス（→ p.76）によってばらつきます．しかし，それらを統合すると，**真の値**（→ p.75）に近づくことができます．

データをそのまま足さない

A	有効	無効	有効率
治療群	9	1	90%
対照群	17	3	85%

B	有効	無効	有効率
治療群	3	17	15%
対照群	1	9	10%

A＋B	有効	無効	有効率
治療群	12	18	40%
対照群	18	12	60%

- メタアナリシスでは，それぞれの研究のデータをそのまま足し合わせるわけではありません．
- 例の A と B の研究では治療群の方が有効率が高いものの，データの数をそのまま足すと治療群の方が有効率が低くなります．これは**シンプソンのパラドックス**という間違ったデータの統合です [107]．正しくデータを統合するには，**効果量**（→ p.28）を使います．

メタアナリシス
効果量に重み付け

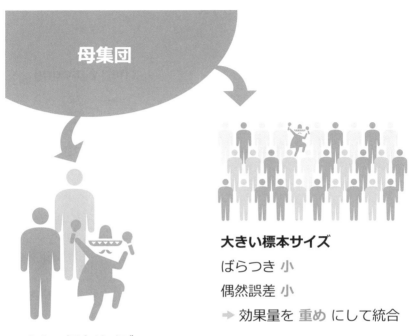

大きい標本サイズ

ばらつき 小

偶然誤差 小

➡ 効果量を 重め にして統合

小さい標本サイズ

ばらつき 大

偶然誤差 大

➡ 効果量を 軽め にして統合

標本サイズが大きければ大きいほど偶然誤差は小さくなり，95% 信頼区間は狭くなります．

標本サイズが多い研究ほど，真の値をより狭い範囲で推測できます．

メタアナリシスでは，標本サイズが大きい研究の**効果量**により重みを付けて，複数の研究の効果量を統合します．

フォレストプロット

─□─ プロットの大きさ＝標本サイズ

─□─ 横線＝95% 信頼区間

本来の結果　　　　　　　　　　**cherry picking**

研究 A　　　　　　　　　　　研究 A
研究 B　　　　　　　　　　　研究 B
研究 C　　　　　　　　　　　研究 C
研究 D　　　　　　　　　　　研究 D
研究 E　　　　　　　　　　　研究 E
研究 F　　　　　　　　　　　研究 F

統合　　　　　　　　　　　　統合

効果なし　　効果あり　　　　効果なし　　効果あり

- **フォレストプロット**は森（forest）に例えたグラフです．それぞれの研究結果の効果量を標本サイズで重み付けし，標本サイズが大きいほどプロットを大きくします．

- 同じものを調べていても，それぞれの研究は**偶然誤差**や**バイアス**のため結果がズレます．もし研究者が自分の出したい結果が出るように偏った研究だけを集めては（**cherry picking**），結果が変わってしまいます．あらかじめ集める研究の検索条件は決めておきます．

メタアナリシス
出版バイアスはないか

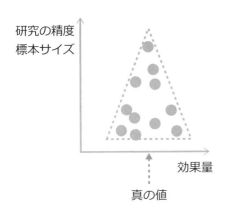

出版バイアスなし

研究の精度
標本サイズ

効果量

真の値

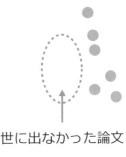

出版バイアスあり

世に出なかった論文

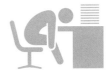

メタアナリシスに特有のバイアスがあります.

集める研究の質が低いことによるバイアスは,質が低い研究を解析に入れる場合と入れない場合で比べて（**感度分析**），結果が同じか確認します.

negative data は公表されにくい**出版バイアス**があり，メタアナリシスでは効果を過剰評価するバイアスとなります．出版バイアスは**ファンネルプロット (funnel plot)** で確認します.

ファンネルプロットは，X 軸を効果量，Y 軸を研究の精度としてそれぞれの研究をプロットし，漏斗（funnel）形かを見るグラフです.

標本サイズが大きいほど偶然誤差が減って研究の精度が高くなり，結果は**真の値**に近づくのでグラフの頂点に近くなります．出版バイアスがなければ左右対称の三角形になります.

メタアナリシス
異質性はないか？

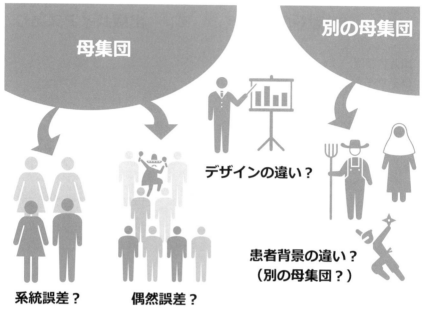

母集団

別の母集団

デザインの違い？

患者背景の違い？
（別の母集団？）

系統誤差？　　　　偶然誤差？

- メタアナリシスで集めた研究には結果が一致しない**異質性**（heterogeneity）があります.

- 異質性の原因は，集めた研究の偶然誤差・バイアス，研究デザインの違い，患者背景の違いなどです.

- それぞれの研究の効果の真の値は同じと考える仮説（**fixed effect model**）と，それぞれの研究の効果の真の値は異なると考える仮説（**random effect model**）があります.

- 一般的には random effect model が使われます. また，後から異質性があるか分かってから仮説を決めるのは良くないとされます.

- 異質性の評価は，**コクランの Q 検定**（→ p.126）を改良した I^2（I 統計量）を使います. I^2 25 ～ 50% 以上は異質性ありとします[108] が，絶対的な基準ではありません[109].

- 異質性が強ければ異なる性質の研究が混ざっているので，層別解析で性質を分けて評価します.

評価は同じか
級内相関係数，K 係数
（カッパ）

どんな 統計法？	検査の再現性・信頼性をみる 間隔尺度・比率尺度で正規分布のとき → 級内相関係数 順序尺度・名義尺度のとき　　　→ K 係数
例	外科的生検と内視鏡検査の結果は一致するか 同じ画像の読影が，異なる医師で一致するか

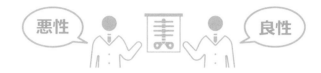

検査の再現性を見る方法です．

K 係数（Kappa coefficient）は，順序尺度・名義尺度のときに使えます．画像診断が一致するか，外科的生検と内視鏡検査の結果は一致するかなどで使います．

K 係数の目安は，

　0 ～ 0.2：わずかに一致（Slight agreement）

　0.2 ～ 0.4：まずまず一致（Fair）

　0.4 ～ 0.6：中等度の一致（Moderate）

　0.6 ～ 0.8：かなりの一致（Substantial）

　0.8 ～ 1：ほぼ一致（Almost）　　　　　　　　　です[110]．

級内相関係数（intraclass correlation coefficients：ICC）は，間隔尺度・比率尺度で正規分布の時に使います．ICC には 3 種類あり，ICC 1 は同じ検者が同じ結果を出すか，ICC 2 は異なる検者で同じ結果を出すか，ICC 3 は，同じような一貫性があるかを見ます．

級内相関係数の基準はあります[111] が，絶対的なものではありません．

クロンバックのα係数

どんな 統計法？	複数の質問項目の一貫性をみる

例	心理学でしんどさについての複数のアンケート項目で， 一貫してしんどさについて聞けているかどうか

例
- 非常にたくさんの仕事をしなければならない
- 高度の知識が必要だ
- 自分のペースで仕事ができない
- 体力を使う仕事だ

クロンバックのα係数（Cronbach's coefficient alpha）は，複数の質問項目の一貫性を示します．

例えば，心理学でしんどさについての複数のアンケート項目で，一貫してしんどさについて聞けているか，数学のテストで一貫した数学能力を聞いているか，などに使われます．

質問項目は，点数が高いほど良い，などと同じ方向性にします．

α係数が 0.7 〜 0.8 以上だと一貫性ありと考えますが，絶対的な指標ではありません．

α係数は質問項目が多いほど高くなります．削ってもα係数が下がらないような質問項目は，削除する目安になります．

ただし，内部の一貫性の指標に乱用すべきではないという意見もあります[112]．

第 4 章

解析の実際

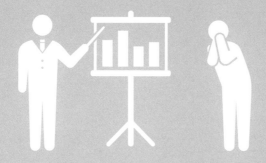

失敗しない
データを集める

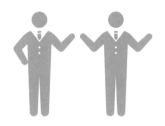

- 研究計画の時点で相談する
- データを本格的に集める**前**に相談する

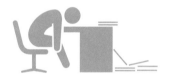

データを集め終わってからでは取り返しがつかないことも…

- 解析の実際の手順についてです.
- データを集め終わってから「これで何か解析できないか」という場合は, それ以上やり直すことができません. 観察研究なら取り返しはつくこともありますが, 介入研究では取り返しがつきません.

  まず仮説を立ててから, その検証のために必要なデータを集めるようにします.

データを集める
アンケートのコツ

- 回収率が最も良いのは「診察時」
- 段階評価は 5 段階以上の奇数で

  例）この器具の使いやすさを 1（使いにくい）～ 5（使いやすい）で表すとどれくらいですか？

- 順位付け回答は避ける

  悪い例）良いと思うものの順に順位をつけてください

- 誘導質問は避ける

  悪い例）タバコは周りの人も臭いですが，それでも吸いたいですか？

- 1 つの質問では 1 つだけ聞く

  悪い例）薬の飲みやすさや費用はよかったですか？

心理学領域ではアンケート（質問紙）をいかに作るで研究の成否が大きく左右されます．臨床研究はそこまでではありませんが，やはり抑えておいた方が良いアンケートのコツがあります[98,113]．

匿名回答や郵送よりも，診察時に対面でアンケートを取った方が回収率が良く記載漏れも少ないです．

段階評価は 5 段階で等間隔にすると，回答されやすく解析もしやすくなります．段階を多くしすぎると回答されにくくなります．心理的負担が増えないよう，段階は偶数ではなく奇数にして真ん中を設けます．

回答率が悪くなるので，順位付け回答は避けます．

誘導バイアスになるので，誘導質問は避けます．

1 つの質問では 1 つだけ聞きます．

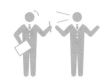

データを集める
アンケートのコツ

1つのことだけを，1つの意味にしかとれない文で

（△）当院までの通院はどれくらいかかりますか？

　　　時間？ 費用？

（○）当院までの通院はどのくらいの時間がかか
　　　りますか？

（△）アレルギーがあって薬を飲んでいますか？

　　　アレルギーがあってアレルギー以外の薬を飲んでいる
　　　人は？

（○）アレルギーがありますか？
　　　アレルギーの薬を飲んでいますか？

- 1つの質問で，1つのことだけを，1つの意味にしか取れないように聞きます.
- 「当院までの通院はどれくらいかかりますか？」は時間か費用かが分かりません.
- 「アレルギーがあって薬を飲んでいますか？」は，アレルギーがありアレルギー
  の薬を飲んでいるのか，アレルギーがあり何かの薬を飲んでいるのか，2つの
  意味にとれます.

データを集める
アンケートのコツ

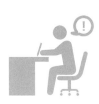

● **自由回答は最後で最小限に**

● **できるだけ具体的に**

（×）薬は良かったですか

（○）薬の飲みやすさは良かったですか？

● **「どちらさまですか？」は一番最後に**

実態 → 意識 → 属性の順に

● **回答者が疲れない程度の量に**

● **予備調査も検討**

自由回答は，予想外の答えが得られて研究を見直すきっかけになります．しかし，自由回答が多いと，それ専用の分析（**テキストマイニング**）でなければ解析できません．自由回答は最後に1か所くらいで良いです．

回答者の心理的抵抗を減らすために，「どちらさまですか」は最後に聞きます．

アンケート項目が多いと回答者が疲れてしまいます．A4で1〜2枚程度に収めます．

アンケートは実際に回答を見てみないと分からないことも多いので，事前に予備調査をするのも良いです．

データを入力する

	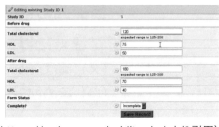REDCap Research Electronic Data Capture	Excel
正確性	○	△
信頼性	○	△
保存性	○	△
多施設	◎	×
費用	応相談	2万弱

(https://redcap.vanderbilt.edu/ より引用)

- データ入力の主流は，**REDCap（research electronic data capture）** と Excel です．
- REDCap は多施設試験の主流です．費用は REDCap を導入している各施設へ相談ですが，ソフトは無料ですがサーバー維持のため数十万かかるとも聞きます．入力エラー・二重登録・改ざんへの対策や，どこからでも入力できる利便性が良いです．
- Excel は安価なので，単施設の予算がない研究の主流です．改ざんされないかは研究者の良心によります．データを研究者のパソコンに保存する場合は，転勤などが支障になります．
- 本書では Excel を扱います．

Excelで集計表を作る

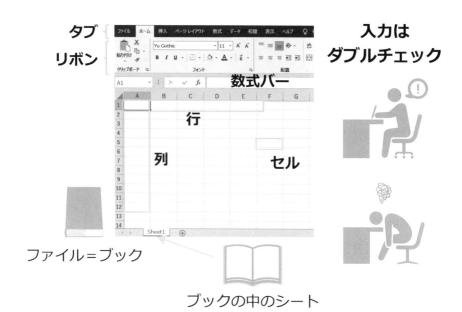

Excelではファイルを本に見立てて"**ブック**"といいます．本のページにあたるものが"**シート**"，1マスが"**セル**"です．

行は横並び，**列**は縦並びです．1行目に**見出し行**を，2行目以降にデータを入れて集計表を作ります．

"**タブ**"と"**リボン**"では，集計表を作る際にいろいろな機能を使えます．数式バーでは数式を入力することで，数え間違いなどのヒューマンエラーを減らすテクニックを使えます．

入力は**ダブルチェック**で行います．2人で別々に入力して誤った部分を見つける方法や，1人が入力してもう1人がチェックする方法があります．

入力約束

全角英数字は使わない

１２３ａｂｃ

大文字小文字を揃える

adeno Adeno

1つのセルに1つの情報

挿管あり人工呼吸器なし

セル内で改行しない

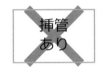

セルを結合しない

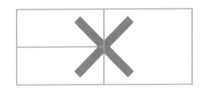

- **全角**英数字は統計ソフトには数字と認識されません．全角英数字は使わないようにします．
- 大文字小文字は，同じ単語では全く同じに書きます．大文字小文字が違うと別の単語と認識されます．
- EZR のみであれば，日本語で入力しても解析できることが多いです．
- 1つのセルには1つの情報を入れ，2つ以上の情報を入れないようにします．
- 解析できなくなるので，セル内での改行やセル結合は絶対にしないようにします．

入力約束

定義・入力約束は別のシートやファイルへ

年齢：入院時の年齢
入院日：入院日（科を問わない）
APCHE II：ICU 入室時のスコア
透析：一時，CAPD など形式を問わない

通し番号をふる

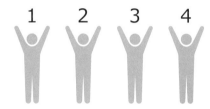

数値のデータを区切らない

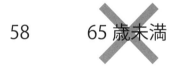

58 　　　65 歳未満

データは 1 つのシートに入力します．

定義・略語・入力約束などのデータ以外のメモは別のシートやファイルに書きます．

それぞれの症例ごとに，解析用の通し番号をふります．

年齢などの数値のデータは，範囲で区切ったり要約したり単位を付けたりせずに，数値をそのまま入力します．

入力約束

- 和暦を使わない　日付は日付形式で full 入力

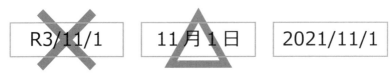

- あるなしは 0，1 でも可
  リスク因子を調べるなら，1 は「悪い方向」で統一

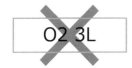

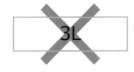

- 数値に単位や修飾語をつけない

和暦に思い入れがあるかもしれませんが，解析では西暦がよいです．

日付は 日付形式（→ p.224）にします．例えば，"6/20" と入力すると "6 月 20 日" と表示され，自動的に入力時の西暦が登録され間違いが起きます．"2020/6/20" と入力すると，日付形式で "2020/6/20" と表示されて，間違いが減ります．

疾患のあるなしや性別などの名義変数は，EZR ならそのままでも解析できます．もし 0 か 1 の数値に変換して入力する場合は，「1」を入力する方を挿管あり，CVC あり，男性など何らかのリスクがありそうな方向で統一します．

数値に単位や修飾語があると数値として認識されません．数値のみを入力します．

入力約束

欠損値を見やすく

	A	B	C	D	E	F
1	ID	性別	年齢	time0SpO2	time1SpO2	time3SpO2
2	1	男	64	95	93	91
3	3	女	53	92	88	90
4	4	女	61	89	94	98
5	5	男	66	90		90
6	7	女	75	94	92	NA
7	8	女	54	86	89	98

セルの色変え

または

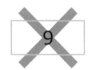

まだデータを入力していないのか，**欠損値**なのかを見やすくします．

欠損値の場合は，入力枠（セル）の色を変える（→ p.224）か，"NA"と文字を入れると入力しやすいです．EZR では NA を欠損値と認識します．

欠損値に 0 や 9 などの数値を入れる方法もありますが，解析の際に間違えやすいです．

見出しは日本語でもOK

セル結合は解析不可

**1 行でなければ
解析不可**

	A	B	C	D	E	F	G	H	I	J
1	ID	性別	年齢	入院日	FEV1%	KL-6	APACHE II	6分間歩行試験	PaCO2	
2									挿管前	挿管後
3	1	男	64	2021/1/1	79	380	8	241	60	40
4	2	男	23	2021/1/5	77	512	0	264	44	51
5	3	女	53	2021/2/3	74	336	25	178	45	49
6	4	女	61	2021/2/3	82	608	2	286	53	51
7	5	男	66	2021/2/4	85	735	34	143	60	62

* EZR（→ p.237）であれば，見出し行が日本語でも解析できることが多いです．

* ただし，他のソフトを使う場合やWindowsとMacを変える場合では，文字の表示がおかしくなる（文字化け）ので，英数字が良いです．

* 見出し行も絶対にセル結合しないようにします．

* 見出し行が2行以上だと解析できません．必ず1行にします．

* 同名の見出しはつけないようにします．

個人情報に配慮を

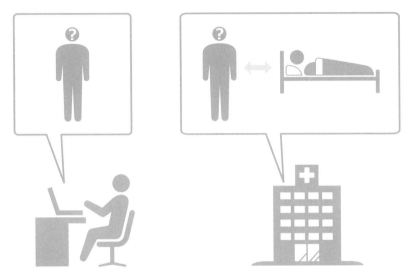

持ち出しは必ず匿名化 医療施設では対応表で

データを個人のパソコンで解析することも多いです. 施設からデータを持ち出すときには必ず**匿名化**して施設の許可を得ます. ID の代わりに通し番号を振ります.

データを調べなおす可能性がある場合は, 匿名化する前の ID と通し番号の対応表を, 施設で管理しておきます. これは持ち出してはいけません.

これらは,厚生労働省の「人を対象とする医学系研究に関する倫理指針」や「個人情報保護法の改正」などに従います.

データを取り漏らさない

あらかじめ
測定項目を周知徹底

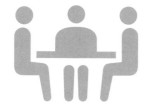

できれば
血清保存

申し訳ないけれど
他施設に聞く

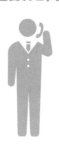

- データはできるだけ取り漏らさないようにします.
- 実臨床での取りこぼし予防は, 測定項目を皆に周知徹底しておく, 血清保存しておくなどがあります.
- カルテ記録は隅々まで探します. 個人情報保護に気を付けつつ他施設に問い合わせることもあります.

欠損値は本当に欠損値か

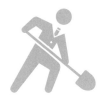

周辺の時期のデータで埋められないか？
医学的に近い値で埋められないか？

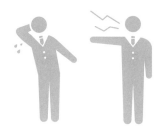

不適切な埋め方は捏造

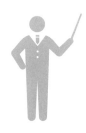

埋めずに解析 MMRM

欠損値はほとんどの研究で起きます．

欠損値は，周辺のデータで代用できるか考えます．例えば，day84 のデータは
なくても day77 のデータはあるかもしれません．どの程度の範囲まで使って
よいか検討します．

医学的に代わりの値を考えます．例えば, shock vital で血圧が正確に測れなかっ
たとき，頚動脈が触れていれば SBP 60mmHg で代替できるかもしれません．

これらは医学的に妥当なものでなければならず，事前にプロトコールで検討し
て明記しておきます．一歩間違えると捏造です．

Excelの小技

セルの色を変える

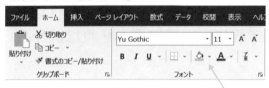

「ホーム」タブの「塗りつぶしの色」

値を日付に変える

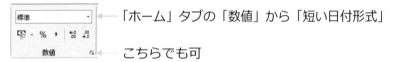

「ホーム」タブの「数値」から「短い日付形式」

こちらでも可

この2つの小技は「Ctrl＋1」でも可能

memo

セルの色を変えたい場合は，「ホーム」タブの「塗りつぶしの色」から変えられます．

値を月日の日付に変えたい場合は，「ホーム」タブのから「数値」を選び，「短い日付書式」にします．

これらは，変えたいセルを選んで「Ctrl＋1」を同時に押しても変更できます．

第4章 2 データクリーニング

統計ソフトの前に前処理

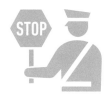

統計ソフトをインストール？
統計ソフトで解析？

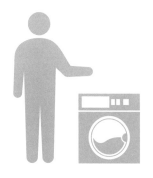

その前に
Excel でデータをクリーニング

データを集めた後は，統計ソフトで解析するのではなく，先にデータを統計ソフトで解析できる形に整え（data cleaning, data cleansing）し，解析できる形に変え（前処理）なければなりません[114].

まずは Excel でデータを見てみましょう.

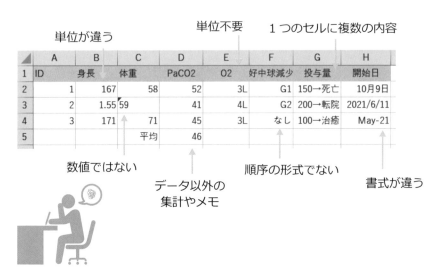

単位が違う　　　　単位不要　　1つのセルに複数の内容

	A	B	C	D	E	F	G	H
1	ID	身長	体重	PaCO2	O2	好中球減少	投与量	開始日
2	1	167	58	52	3L	G1	150→死亡	10月9日
3	2	1.55	59		41	4L	G2	200→転院	2021/6/11
4	3	171	71	45	3L	なし	100→治癒	May-21
5			平均	46				

数値ではない　　　　　順序の形式でない　　書式が違う

データ以外の
集計やメモ

	A	B	C	D	E	F	G	H	I
1	ID	身長	体重	PaCO2	O2流量	好中球減少Grade	投与量	転帰	開始日
2	1	167	58	52	3	1	150	死亡	2021/10/9
3	2	155	59	41	4	2	200	転院	2021/6/11
4	3	171	71	45	3	0	100	治癒	2021/5/4

> memo
>
> ● 上の例は，とある先生が学会締め切り直前に私に解析依頼したデータです．
>
> ● 少々脚色を加えています…少々ですが．
>
> ● 入力約束に沿っていない，もしくは入力約束が不適切なことはよくあります．前処理
> は必須です．

誤った入力をしていないか？
ヒューマンエラーはつきもの

「はいと答えた方にお聞きします」

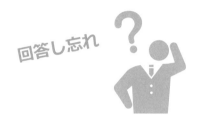

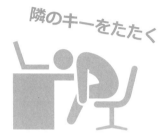

データが入力約束に沿っているか，誤った入力がされていないかを確認します．
ヒューマンエラーは必ずあります．

アンケートでは，回答間違いや回答し忘れが起きます．「はい」と答えた方に
お聞きしたのに，「いいえ」と答えた人が回答していたり，2個選んでほしい
のに3個選んでいたり，よくある間違いです．

入力の時点でも，数値の入力間違いなどはよく起きます．

ヒューマンエラーを回避するには，人の目だけでチェックしないようにします．

誤った入力をしていないか？
人の目だけでチェックしない

NO	性別	年齢	SpO2	SBP	入院日	退院日	血液培養
1	男	73	92	83	2020/1/2	2020/1/11	S.pneumoniae
2	女	89	100	141	2020/8/15	2020/8/17	S.pneumoniae
3	男	80	88	70	2020/5/2	2020/5/15	MSSA
4	男	76	91	113	2020/8/26	2020/10/1	E.coli
5	男	83	96	111	2020/5/18	2020/5/11	E.coli
6	男	82	89	86	2020/10/12	2020/11/1	Klebsiella
7	男	53	97	90	2020/11/13	2020/11/30	E.colii
8	男	54	89	126	2020/12/17	2020/12/25	P.aeruginosa
9	男	55	90	75	2020/6/18	2020/7/1	P.aeruginosa
10	女	72	92	80	2020/4/6	2020/5/3	MRSA
11	女	51	93	114	2020/7/31	2020/8/4	MRSA
12	男	64	98	107	2020/9/1	2020/9/6	E.coli
13	女	63	66	68	2020/8/24	2020/8/25	MRSA
14	男	85	98	89	2020/1/17	2020/1/25	Enterococcus
15	男	61	98	132	2020/2/9	2020/2/16	P.aeruginosa
16	男	59	89	72	2020/1/20	2020/1/28	MRSA
17	男	75	91	108	2020/11/15	2020/11/25	E.coli
18	男	83	99	97	2020/8/13	2020/9/25	MRSA
19	男	566	91	87	2020/2/20	2020/3/5	Enterococcus
20	男	67	95	111	2020/4/18	2020/5/5	Klebsiella

（乱数を使ったダミーデータ）

- これは 20 例の菌血症の架空のデータです．

- 入力間違いを探してみます．試しに人の目だけでチェックするといかがでしょ
うか？ どこか入力間違いは見つかりましたか？

誤った入力をしていないか?

Excelのフィルターを使う

①全てのデータを選択する

②"データ"タブの"フィルター"を
クリック

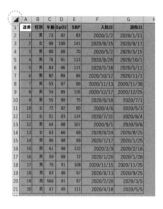

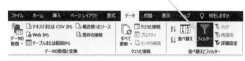

③見出し行に三角の印がつけば成功

	A	B	C	D	E	F	G
1	NO	性別	年齢	SpO2	SBP	入院日	退院日
2	13	女	63	66	68	2020/8/24	2020/8/25
3	3	男	80	88	70	2020/5/2	2020/5/15

Excel の**フィルター機能**は,比率尺度・間隔尺度・順序尺度のデータをチェックできます.

① 左上の三角形の印をクリックして,全てのデータを選択します.

このとき,一部の列だけ選択するとデータがバラバラになってしまいます.

必ず全てのデータを選択します.

② "データ"タブの"フィルター"をクリックします.

③ 見出し行に三角の印がつけば成功です.見出し行の三角の印をクリックすると,データを並びかえできます.

フィルター機能で外れ値を見つける

NO	性別	年齢	SpO2	SBP
11	女	51	93	114
7	男	53	97	90
8	男	54	89	126
9	男	55	90	75
16	男	59	89	72
15	男	61	98	132
13	女	63	66	68
12	男	64	98	107
20	男	67	95	111
10	女	72	92	80
1	男	73	92	83
17	男	75	91	108
4	男	76	91	113
3	男	80	88	70
6	男	82	89	86
5	男	83	96	111
18	男	83	99	97
14	男	85	98	89
2	女	89	100	141
19	男	566	91	87

NO	性別	年齢	SpO2	SBP	入院日	退院日
13	女	63	66	68	2020/8/24	2020/8/25
3	男	80	88	70	2020/5/2	2020/5/15
8	男	54	89	126	2020/12/17	2020/12/25
16	男	59	89	72	2020/1/20	2020/1/28
6	男	82	89	86	2020/10/12	2020/11/1
9	男	55	90	75	2020/6/18	2020/7/1
17	男	75	91	108	2020/11/15	2020/11/25
4	男	76	91	113	2020/8/26	2020/10/1
19	男	566	91	87	2020/2/20	2020/3/5
10	女	72	92	80	2020/4/6	2020/5/3
1	男	73	92	83	2020/1/2	2020/1/25
11	女	51	93	114	2020/7/31	2020/8/4
20	男	67	95	111	2020/4/18	2020/5/5
5	男	83	96	111	2020/5/18	2020/5/11
7	男	53	97	90	2020/11/13	2020/11/30
15	男	61	98	132	2020/2/9	2020/2/16
12	男	64	98	107	2020/9/1	2020/9/6
14	男	85	98	89	2020/1/17	2020/1/25
18	男	83	99	97	2020/8/13	2020/9/25
2	女	89	100	141	2020/8/15	2020/8/17

- フィルター機能によりデータの最小値・最大値が分かり，外れ値を見つけやすくなります．

- 外れ値は，入力間違いかもしれません．

- 年齢で並び替えると，51 〜 566 歳が最小値 - 最大値で，No.19 の 566 歳は入力間違いと分かります．

- SpO_2 で並び替えると，66 〜 100% が最小値 - 最大値で，NO.8 の SpO_2 66% は外れ値と分かります．これは入力間違いも重症もいずれもあり得ます．入力間違いでなければ，外れ値はそのままにしておきます[17]．

誤った入力をしていないか?
Excelのピボットテーブルを使う

①全てのデータを選択する

②"挿入"タブの"ピボットテーブル"をクリック

	A	B	C	H
1	NO	性別	年齢	血液培養
2	1	男	73	S.pneumoniae
3	2	女	89	S.pneumoniae
4	3	男	80	MSSA
5	4	男	76	E.coli
6	5	男	83	E.coli
7	6	男	82	Klebsiella
8	7	男	53	E.colii
9	8	男	54	P.aeruginosa
10	9	男	55	P.aeruginosa
11	10	女	72	MRSA
12	11	女	51	MRSA
13	12	男	64	E.coli
14	13	女	63	MRSA
15	14	男	85	Enterococcus
16	15	男	61	P.aeruginosa
17	16	男	59	MRSA
18	17	男	75	E.coli
19	18	男	83	MRSA
20	19	男	566	Enterococcus
21	20	男	67	Klebsiella

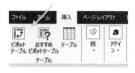

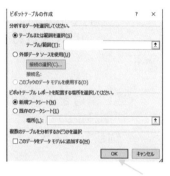

そのまま "OK"

Excel の**ピボットテーブル**は，名義尺度のデータを項目別に数えたり入力間違いをチェックできます．

ピボットテーブルを使うには，

① 左上の三角形の印をクリックして，全てのデータを選択します．

② "挿入" タブの "ピボットテーブル" をクリックします．

③ "ピボットテーブルの作成" で OK をクリックすると，別のシートにピボットテーブルが作成されます．

もしエラーが出るときは，見出し行に間違いがないかを確認します．

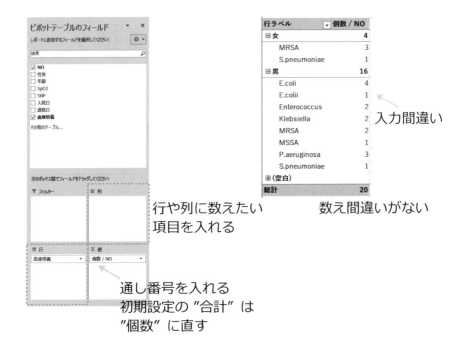

行や列に数えたい
項目を入れる

数え間違いがない

入力間違い

通し番号を入れる
初期設定の "合計" は
"個数" に直す

- **ピボットテーブル**のΣ（シグマ）値には通し番号を入れ，表示を "合計" から "個数" に変えます．行や列には数えたい項目を入れます．項目は複数入れることができ，階層的に数えたり，集計表を作ることもできます．
- 自動的に計算されるので，数え間違いがありません．入力間違いも見つけやすくなります．

誤った入力をしていないか？
人の目で数えない

入院日数を DATEDIF 関数で数える
すべて半角で数式バーに入力

| H2 | ▼ | ⋮ | × | ✓ | fx | =DATEDIF(F2,G2,"D") |

← 数式バー

	A	F	G	H	J
1	NO	入院日	退院日	入院日数	
2	1	2020/1/2	2020/1/11	9	
3	2	2020/8/15	2020/8/17		
4	3	2020/5/2	2020/5/15		
5	4	2020/8/26	2020/10/1		
6	5	2020/5/18	2020/5/11		
7	6	2020/10/12	2020/11/1		
8	7	2020/11/13	2020/11/30		
9	8	2020/12/17	2020/12/25		
10	9	2020/6/18	2020/7/1		

1. 日数を表示するセルを選ぶ
   例では H2

2. ＝DATEDIF（入院日のセル, 退院日のセル,"D"）と入力
   例では＝DATEDIF（F2,G2,"D"）

Excel の数式バーでは，様々な計算ができます．特に，日数を数える計算は便利です．

全て半角で数式バーを入力していきます．具体的には

1. 日数を表示するセル（例では H2）をクリック
2. =DATEDIF(　と入力
3. 入院日のセル（例では F2）をクリック
4. ,（カンマ）と入力
5. 退院日のセル（例では G2）をクリック
6. ,（カンマ）と入力
7. "D")　と入力して Enter キーを押す
8. 日数が計算される

誤った入力をしていないか？
人の目で数えない

	A	F	G	H
1	NO	入院日	退院日	入院日数
2	1	2020/1/2	2020/1/11	9
3	2	2020/8/15	2020/8/17	2
4	3	2020/5/2	2020/5/15	13
5	4	2020/8/26	2020/10/1	36
6	5	2020/5/18	2020/5/11	#NUM!
7	6	2020/10/12	2020/11/1	20
8	7	2020/11/13	2020/11/30	17
9	8	2020/12/17	2020/12/25	8
10	9	2020/6/18	2020/7/1	13

フィルハンドルを下に引っ張る

入力間違い

3. 日数が計算されたセル（例では H2）を下にコピー＆ペーストする

　　あるいは，セルの右下隅（フィルハンドル）を下へドラッグ＆ドロップ

● 1 つのセルができれば，それをコピーします．コピー＆ペーストでも，セルの
右下隅の**フィルハンドル**を下に引っ張っても同様です．

● Excel で日数を計算することで，日数の数え間違いがなくなり，作業も楽です．

● また，日付の入力間違いにも早く気づきます．上の例では退院日と入院日が逆
でした．

マスタデータは唯一無二

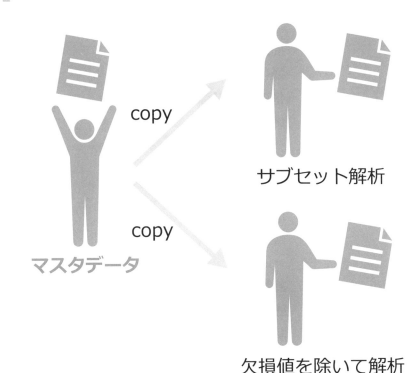

集計表が完成したら，全てのデータが入った原本（**マスタデータ**）が1つの
Excel シートにできます．

もし，欠損値のあるデータを除外した解析やサブセット解析などで一部のデー
タだけを抜き出す場合は，マスタデータをコピーします．

マスタデータは絶対に変更を加えないようにして，データを固定します．

もし二重盲検にしている場合は，データの固定後は二重盲検を解除しても構い
ません．

統計ソフトは一長一短

SAS	・ 高額（一部無料） ・ **操作性が悪い** ・ **信頼性が最高** ・ 解析法が多い	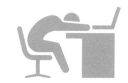
SPSS	・ **高額** ・ 操作性が良い ・ 信頼性あり ・ 解析法が多い	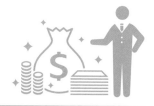
R	・ **無料** ・ **操作性が悪い** ・ 解析法が多い ・ 信頼性あり	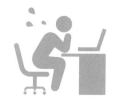

- 統計ソフトには，SAS/STAT，SPSS，R，Stata，JMP や，Excel を使った統計ソフトなどがあります．
- **SAS** は製薬業界で最も信頼性が高いですが，操作が難しいです．2022 年現在，SAS OnDemand for Academics は個人なら無料で使えます．
- **SPSS** は操作性や信頼性は良いのですが，高額です．
- **R** は無料で，Lancet の論文（Lancet 2021;398:391-402.）でも使われていますが，操作性が悪いです．
- **Excel** は，Excel2007 では解析が不正確という問題がありましたが，Excel2010 では一部改善されています [115].
- 他には，**JMP**，**Stata** も使われています．

Rの操作性は劇的に改善

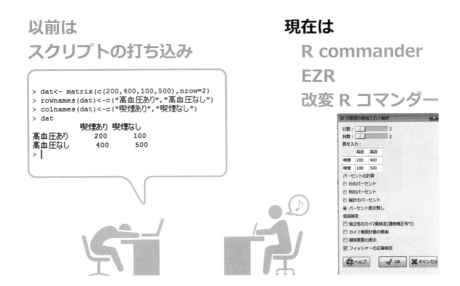

以前は
スクリプトの打ち込み

```
> dat<- matrix(c(200,400,100,500),nrow=2)
> rownames(dat)<-c("高血圧あり","高血圧なし")
> colnames(dat)<-c("喫煙あり","喫煙なし")
> dat
       喫煙あり 喫煙なし
高血圧あり    200      100
高血圧なし    400      500
> |
```

現在は
R commander
EZR
改変 R コマンダー

Rは以前は文字列（スクリプト）を入力しなければなりませんでしたが，John Fox先生が，Windowsと同じ操作でRを使える（GUI：graphical user interface）**R commander**というパッケージを開発しました．また，関西大学の荒木孝治先生がR commanderを日本語化されました．

さらに，神田善伸先生により**EZR（イージーアール）**が，対馬栄輝先生により**改変Rコマンダー**が開発され，医学研究で使われる解析が追加されました．

EZRの解説書は神田善伸先生による初心者向け[78]や上級者向け[13]，新谷歩先生のもの[51,80]があります．

インストール

- EZR は自治医科大学のホームページより

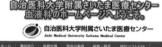

(https://www.jichi.ac.jp/saitama-sct/SaitamaHP.files/statmed.html より画像引用)

 システムの種類　64 ビット オペレーティング システム、x64 ベース プロセッサ

- 改変 R コマンダーは弘前大学のホームページより

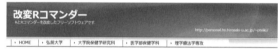

(https://personal.hs.hirosaki-u.ac.jp/pteiki/research/stat/R/ より画像引用)

- R commander はインストールが大変ですが，EZR や改変 R コマンダーはインストールしやすいです．

- EZR や改変 R コマンダーは，それぞれの開発者のホームページからダウンロードできます．本書では EZR で操作練習をしてみます．

- EZR は 32bit 版と 64bit 版があります．32bit か 64bit は，パソコンの CPU によって決まります．以前のパソコンの CPU は **32bit** でしたが，近年のパソコンは **64bit** です．CPU によって動くソフト・動かないソフトがあり，Windows も違います．

- もし CPU を確認したい場合は，Windows 10 なら，画面左下の「スタートメニュー」を右クリック →「システム」にすると表示されます．Windows 11 は全て 64bit です．

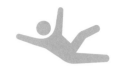

EZRで
「読み込めない」

• Excel ファイルはそのままでは読み込めない
ことが多い

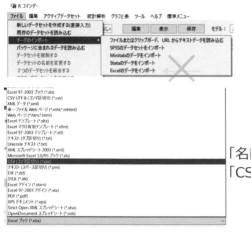

「名前を付けて保存」で
「CSV（コンマ区切り）」で保存

EZR では「ファイル」から「データのインポート」をします.

Excel で作ったデータを読み込み（**インポート**）できないトラブルが起きやす
いです. EZR は, 日本語環境では Excel ファイルを読み込みできないことが多
いという仕様があります.

読み込むためには, **CSV (comma separated values)** 形式に変換した Excel ファ
イルを読み込みます.

CSV は, Excel の最小限の情報だけの形式です. 文字や数値の情報はありますが,
色・フォント・グラフなどの情報は含まれません.

Excel で作ったデータセットを, CSV 形式の Excel ファイルに変換します.

「名前を付けて保存」でファイルの種類を「CSV（コンマ区切り）」にして保存
します. 「CSV UTF-8（コンマ区切り）」は似ていますが違います.

CSV では 1 つのシートが 1 つのファイルになります.

完成した CSV ファイルは, 拡張子が .csv になっています.

拡張子とは
ファイルの種類を判別するための印

🅧 新規 Microsoft Excel ワークシート.csv
🅧 新規 Microsoft Excel ワークシート.xlsx

拡張子が見えない場合は…

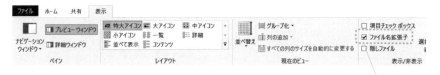

√を入れる

memo

◦ **拡張子**とは，Windows でファイルの種類を判別するために，ファイル名の後につける印です．

◦ もし拡張子が見えていない場合は，エクスプローラー画面で「表示」タブの「ファイル名拡張子」にチェックを入れると表示されます．

◦ 通常の Excel ファイルの拡張子は .xlsx です．ファイル名の拡張子だけを .csv に書き換えると，一見ファイルの形式が変わったように見えますが，実際は変わっていません．CSV 形式にするには，必ず Excel で保存します．

EZRで
データは読み込めたか

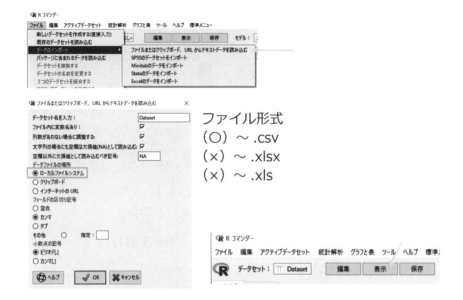

ファイル形式
（○）〜 .csv
（×）〜 .xlsx
（×）〜 .xls

CSV 形式に変換した Excel ファイルを読み込みます.

「ファイル」→「データのインポート」→「ファイルまたはクリップボード, URL からテキストデータを読み込む」にします.

「Excel のデータをインポート」ではなく「ファイルまたはクリップボード, URL からテキストデータを読み込む」です.

データファイルの場所は「ローカルファイルシステム」, フィールドの区切り記号は「カンマ」, 小数点の記号は「ピリオド」にします. 拡張子が .csv になっている Excel ファイルを選んで読み込みます.

データが読み込まれれば, R の下のメッセージに「データセットには（中略）○○行△△列あります.」と表示されます.

「表示」ボタンでデータが表示されていれば読み込めています.

見出し行の記号を避ける

▲	A	B	C	D	E	F
1	ID	性別	年齢	SpO2①	SpO2②	SpO2③
2	1	男	64	95	93	91
3	2	男	23	82	94	92
4	3	女	53	92	88	90

ID	性別	年齢	SpO2.	SpO2..1	SpO2..2
1	男	64	95	93	91
2	男	23	82	94	92
3	女	53	92	88	90

記号，スペースはピリオドになる

改善（転院）	→	改善. 転院.
PD-L1	→	PD. L1
挿管 /NPPV	→	挿管. NPPV
CT pattern	→	CT. pattern
FEV1%，FEV1%	→	FEV1.
SpO2①	→	SpO2.

見出しの最初が数字だと X がつく

75 歳以上　→　X75 歳以上

- EZR では，データの読み込み時に文字が変わってしまう仕様があります.
- 記号やスペースはピリオドに変わります. 特に表示がおかしくなるのは**見出し行**です.
- 見出しの最初が数字で始まると，X がつきます.
- 同じ名前の見出しができてしまったり，見出しの項目が分からず取り違えやすくなります. 見出しの表記は記号を避けるようにします.

EZRで
データを解析できる形に

対応のない場合

治療	対照
140	120
150	100
500	480
250	260

ID	介入	data
1	治療	140
2	治療	150
3	治療	500
4	治療	250
5	対照	120
6	対照	100
7	対照	480
8	対照	260

対応のある場合

ID	治療前	治療後
1	140	120
2	150	100
3	500	480
4	250	260

ID	介入	data
1	治療前	140
1	治療後	120
2	治療前	150
2	治療後	100
3	治療前	500
3	治療後	480
4	治療前	250
4	治療後	260

- データを統計ソフトで解析できる形にします.
- 対応のない場合はデータを1列に並べるようにします.
- 対応のある場合は, データを複数列に並べる場合と, 1列に並べる場合 (**tidy data 形式**) があります.

練習用データの DL & 読み込み

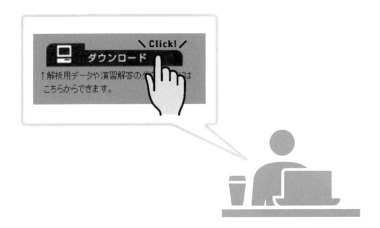

- EZR をインストールしたら，練習用データで EZR の使い方を練習してみます.
- Google で "東京図書" を検索するとホームページ（http://www.tokyo-tosho.co.jp/）があります.
- ダウンロードの項目から「〇〇（書籍名）」でダウンロードします. ダウンロードした zip ファイルを，右クリックして「すべて展開」します.
- EZR で練習用データを読み込みます（→ p.241）.

検定法の目安

2 群の差を比べる

比率尺度 間隔尺度 順序尺度	対応なし	母集団が正規分布	ウェルチの t 検定，t 検定
		母集団が正規分布 でなくてもよい	WMW 検定 ブルンナー・ムンチェル検定
	対応あり	差が正規分布	対応のある t 検定，共分散分析
		差が正規分布でな くてもよい	ウィルコクソンの符号付き順位検定
		MMRM	
名義尺度	対応なし	フィッシャー直接確率試験，（カイ二乗検定）	
	対応あり	コクランの Q 検定，（マクネマー検定）	
生存時間	ログランク検定 一般化ウィルコクソン検定 RMST		

3 群以上の差を比べる

比率尺度 間隔尺度 順序尺度	対応なし	母集団が正規分布	（一元配置分散分析）
		母集団が正規分布でなく てもよい	（クラスカル・ウォリス検定）
	対応あり	差が正規分布	（反復測定分散分析）
		差が正規分布でなくても よい	（フリードマン検定）
		MMRM	
	多重比較		
名義尺度	対応なし	フィッシャー直接確率試験，（カイ二乗検定）	
	対応あり	コクランの Q 検定	
生存期間	ログランク検定，一般化ウィルコクソン検定 多重比較 RMST		

関係を調べる

単変量 1対1	間隔尺度・比率尺度で正規分布		ピアソンの相関係数
	順序尺度		スピアマンの相関係数
	間隔尺度・比率尺度で 正規分布でなくてもよい		
	名義尺度		クラメールの連関係数
多変量 複数の因子 を同時に調 べる	予測・因果 関係を示す	間隔尺度・ 比率尺度	多重線形回帰，共分散構造分析
		名義尺度	ロジスティック回帰分析
		生存期間	コックス比例ハザードモデル
	因子を縮約する		主成分分析
	隠れた因子を見つける		因子分析
	新たなものを どのグループに入れるか		判別分析
	既にあるものを グループ分けする		クラスター分析

※ 他には，正規分布の検定，等分散の検定，検査の再現性を見る級内相関係数・K係数，一貫性を見るクロンクバックの α 係数，カットオフ値を決める ROC 曲線などもあります．

※ 一覧表があるとそれだけで解析ができるような気になるのですが，基本的なところを読み飛ばしていきなり一覧表を見て解析方法を決めると，間違いの元になります．

※ また，本書の解析例は本格的な研究や統計学的因果推論には遠く及ばず，あくまで EZR の操作法を練習するためのものです．

練習用データ1　予後不良因子を予測

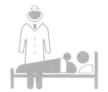

	A	B	C	D	E	F	G
1	ID	GOS	予後不良	男性	年齢	WFNS分類	s100B
2	1	5	0	0	42	1	0.13
3	2	5	0	0	37	1	0.14
4	3	5	0	0	42	1	0.1
5	4	5	0	0	27	1	0.04
6	5	1	1	0	42	3	0.13
7	6	1	1	0	48	2	0.1
8	7	4	0	1	57	5	0.47
9	8	1	1	1	41	4	0.16
10	9	5	0	0	49	1	0.18

（以下略）

変数

GOS（Glasgow Outcome Scale）
　1 死亡
　2 植物状態
　3 日常生活に介助を要する
　4 日常生活は独立するが元の生活に戻れない
　5 元の生活に戻れている
予後不良
　0：GOS4 〜 5
　1：GOS1 〜 3

WFNS 分類

Grade	GCS	局所神経症状
1	15	−
2	13-14	−
3	13-14	+
4	7-12	問わない
5	3-6	問わない

　練習用データ1は，くも膜下出血の論文（Intensive Care Medicine 2010;36:107–115.）を参考にした架空のデータセットです．114 例のくも膜下出血で入院した患者さんの観察研究です．入院時の所見から予後を予測するため回帰分析をします．

- 入院時の所見を示す項目は，男性（男 1，女 0），年齢，WFNS 分類（1 〜 5 で大きいほど神経症状が強い），s100B（血清蛋白の 1 種）です．
- 予後を示す項目は GOS（Glasgow outcome scale, 1 〜 5 で小さいほど予後不良），予後不良（0：GOS 4 〜 5，1：GOS 1 〜 3）です．
- 欠損値はありません．
- GOS は順序尺度なので，順序ロジスティック回帰分析ができます（→ p.183）．また，予後不良は 2 値変数なので，ロジスティック回帰分析ができます．
- アウトカムあり or なしの少ない方が，「調べたい説明変数の個数 ×10」以上必要です．調べたい説明変数は年齢・性別・WFNS 分類・s100B で 4 個です．アウトカムは予後不良 1 が 41 例，予後不良 0 が 72 例で，少ない方は 41 例あり十分な標本サイズです．（→ p.195）．今回は**ロジスティック回帰分析**をします．

練習用データ1
名義尺度・順序尺度のデータを要約

```
> (.Table <- table(Dataset$GOS, exclude=NULL))  # 頻度分布　変数: GOS

 1  3  4  5
28 13  6 66

> .Table <- NULL

> (.Table <- table(Dataset$WFNS分類, exclude=NULL))  # 頻度分布　変数: WFNS分類

 1  2  3  4  5
39 32  4 16 22

> .Table <- NULL

> (.Table <- table(Dataset$男性, exclude=NULL))  # 頻度分布　変数: 男性

 0  1
71 42

> .Table <- NULL

> (.Table <- table(Dataset$予後不良, exclude=NULL))  # 頻度分布　変数: 予後不良

 0  1
72 41
```

ピボットテーブル
WFNS分類と予後不良

個数 / ID	列ラベル	WFNS					
行ラベル		1	2	3	4	5	総計
0		37	20	3	8	4	72
1		2	12	1	8	18	41
総計		39	32	4	16	22	113

男性と予後不良

個数 / ID	列ラベル	男性		
行ラベル		0	1	総計
0		50	22	72
1		21	20	41
総計		71	42	113

まずデータを要約します.

名義尺度・順序尺度のデータは, データを書き出します (→ p.6).

予後不良・男性は名義尺度で, GOS・WFNS分類は順序尺度です.

要約すると, WFNS分類は1～5まで軽症から重症まで含まれていること, WFNS分類1や女性は予後不良が少ないことが分かります.

EZRの操作例

「統計解析」→「名義変数の解析」→「頻度分布」で, 変数をGOS, WFNS分類, 予後不良, 男性にします.

※EZRでは「名義変数の解析」で順序尺度の変数も解析できます.

確率分布を見る

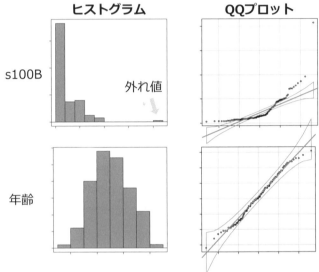

- 間隔尺度・比率尺度のデータを要約します.

- s100B・年齢は比率尺度なので, まず**ヒストグラム**で確率分布を見ます (→ p.8). s100B のヒストグラムは山頂が1つで左の山裾がないので, 正規分布ではなさそうです. 外れ値もあります. 年齢のヒストグラムは山頂が1つで山裾が左右対称なので正規分布に近いです.

- 正規分布の **QQ プロット**も参考にします (→ p.118). s100B の QQ プロットでは直線から離れている点が多いので正規分布ではなさそうです. 年齢の QQ プロットは直線に沿っているので正規分布に近いです.

∴∴ EZR の操作例

「グラフと表」→「ヒストグラム」で, 変数を s100B にします. 同様に変数を年齢にします.

※データの個数を n としたとき, **階級 (ビン, 区間の数)** の数は √n か 1+√n にします.

「グラフと表」→「QQ プロット」で, 変数を s100B に, 分布は正規にします. 同様に変数を年齢にします.

練習用データ1　間隔尺度・比率尺度のデータを要約
数値で要約する

	平均	不偏標準偏差	0%	25%	50%	75%	100%	n
s100B	0.2469912	0.2721603	0.03	0.09	0.14	0.33	2.07	113
年齢	51.0973451	13.8699087	18.00	42.00	51.00	61.00	81.00	113

50 パーセンタイル値 ＝中央値

四分位範囲　　　　　＝75 パーセンタイル値 − 25 パーセンタイル値

範囲　　　　　　　　＝0 パーセンタイル値～ 100 パーセンタイル値

　間隔尺度・比率尺度のデータを数値で要約します.

　s100B は正規分布ではなさそうなので, 中央値・四分位範囲で要約します. 年齢は正規分布に近いので, 平均・標準偏差で要約します.

　n で割る**標準偏差**と n−1 で割る標準偏差のどちらを使っても問題ありませんが, n−1 で割る標準偏差を使うことが多いです.

:::: **EZR の操作例**

「統計解析」→「連続変数の解析」→「連続変数の要約」で変数を s100B, 年齢にします. オプションは平均, 標準偏差で, 分散・標準偏差の計算方法は不偏分散・標準偏差にします.

▶ memo

　EZR では n−1 で割る標準偏差は**不偏標準偏差**と表記されます (→ p.20).

グラフで要約する

75 パーセンタイル値＋1.5×IQR
＆25 パーセンタイル値−1.5×IQR

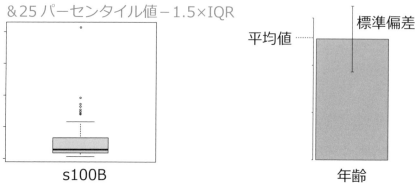

- s100B は正規分布ではなさそうなので，**箱ひげ図**（→ p.13）を描きます．
- ヒゲの書き方はいろいろあります（→ p.14）が，最大値＆最小値の箱ひげ図は外れ値の影響を強く受けているので「75 パーセンタイル値＋1.5×IQR ＆ 25 パーセンタイル値−1.5×IQR」にします．
- 年齢は正規分布に近いので，**エラーバー付き棒グラフ**を描きます（→ p.13）．
- 患者背景を示す場合は標準偏差で，得られた結果の差を示す場合は母集団の推測をする標準誤差か信頼区間を使います．今回は年齢は患者背景なので，標準偏差または不偏標準偏差にします．

∵∴ EZR の操作例

「グラフと表」→「箱ひげ図」で，変数を s100B にします．

「上下のヒゲの位置」を第 1 四分位数−1.5×四分範囲，第 3 四分位数＋1.5×四分範囲にします

※ EZR では四分位範囲が四分範囲と表記されます．

「グラフと表」→「棒グラフ（平均値）」で，目的変数を年齢にします．エラーバーは標準偏差にします．

※ EZR では信頼区間は 95%信頼区間です．

練習用データ1　ロジスティック回帰分析の下準備
散布図をみる

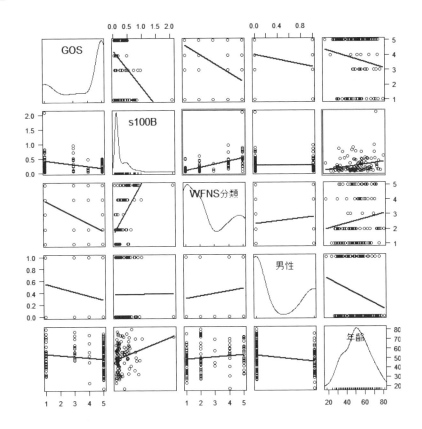

- ロジスティック回帰分析の下準備をします.

- それぞれの変数に相関関係があるかを**散布図行列**でざっと見てみます.

- 行列は右上と左下は対称になっています.

- s100B と WFNS 分類, s100B と年齢が相関関係にありそうで, でも年齢と WFNS 分類は相関関係ではなさそうだ, と分かります.

:::: EZR の操作例

「グラフと表」→「散布図行列」で, 変数を GOS, s100B, WFNS 分類, 男性, 年齢にします.

相関分析

```
          Spearman's rank correlation rho                    Spearman's rank correlation rho

data:  Dataset$s100b and Dataset$WFNS分類          data:  Dataset$s100b and Dataset$年齢
S = 84277, p-value = 7.122e-15                     S = 180283, p-value = 0.007506
alternative hypothesis: true rho is not equal to 0  alternative hypothesis: true rho is not equal to 0
sample estimates:                                   sample estimates:
      rho                                                 rho
0.6495227                                          0.2502713
```

　　　　e：10 のべき乗

　　　　e+2⇒×100　　e−3⇒×0.001

- 散布図行列で相関関係がありそうな s100B と WFNS 分類を**相関分析**します.

- s100B は比率尺度でヒストグラムは正規分布ではなさそうで外れ値があります．WFNS 分類は順序尺度です．よってスピアマンの順位相関係数を使います（→ p.170）.

- s100B と WFNS 分類は相関係数 0.6 で正の相関関係がありました（P＜0.01）. s100B と年齢も同様に解析し，相関係数 0.3 で弱い正の相関関係がありました（P＜0.01）.

- 説明変数の間に強い相関関係がある場合は，回帰分析で**多重共線性**が起きやすいです.

⚙ EZR の操作例

「統計解析」→「ノンパラメトリック検定」→「相関係数の検定（Spearman の順位相関係数）」で，変数 s100B，WFNS 分類にします．オプションは，対立仮説は両方，方法は Spearman にします.

※ピアソンの相関係数の場合は，「統計解析」→「連続変数の解析」→「相関係数の検定（Pearson の積率相関係数）」にします.

memo
分析の目的が予測である場合は，多重共線性をあまり気にしないこともあります.

練習用データ1　ロジスティック回帰分析の下準備
ヒストグラムで傾向を見る

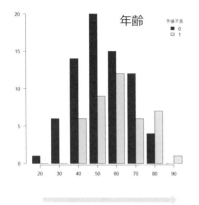

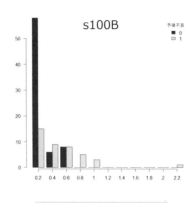

高くなるにつれ予後不良が多そう　高くなるにつれ予後不良が多い？

年齢，s100B は比率尺度です．このまま比率尺度で解析するか，区切って名義尺度や順序尺度にするかを考えます（→ p.112）．

年齢と s100B は予後不良で年齢や s100B は高くなりそうでしたが，**カットオフ**値で分けた方が良さそうか確認します．

まずはヒストグラムで，単調な関係かを見ます．単調な関係であればカットオフ値で分けない方が良いです．

年齢はカットオフで分けない方が良さそうで，s100B は微妙なところです．

EZR の操作例

「グラフと表」→「ヒストグラム」で，変数を年齢に，群別する変数を予後不良にします．同様に，変数を s100B にします．

ROC曲線を見る

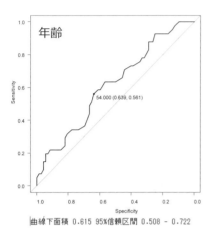

曲線下面積 0.615 95%信頼区間 0.508 - 0.722

曲線下面積 0.731 95%信頼区間 0.63 - 0.833

- **ROC 曲線**で，**カットオフ値**で分けられるか見てみます．
- ROC 曲線の**曲面下面積**が 0.7 ～ 0.8 あれば判別能がよいです（→ p.199）が，年齢は 0.6，s100B は 0.7 です．
- 年齢はこのまま区切らずに解析してみます．
- s100B を**区切る**かが微妙ですが，今回は区切らずに解析してみます．

∴ EZR の操作例

「統計解析」→「検査の正確度の評価」→「定量検査の診断への正確度の評価 (ROC 曲線)」で，結果を予後不良に，予測に用いる値を年齢にします．オプションは，陽性の判定基準を閾値以上を陽性と判定する，ベストの閾値の判定基準は左上隅に最も近づく閾値に，有病率は予後不良の割合で 41/113 = 0.36 にします．

memo

別の解析として，s100B を区切って解析する方法や，s100B を対数変換して正規分布に近づけて解析する方法もあります．

練習用データ1
ロジスティック回帰分析

偏回帰係数

	Estimate	Std. Error	z value	Pr(>|z|)	
(Intercept)	-4.94122	1.21928	-4.053	0.0000507	***
s100B	1.50887	1.45029	1.040	0.29816	
WFNS分類	0.65855	0.20435	3.223	0.00127	**
男性	0.99121	0.53681	1.846	0.06482	.
年齢	0.03508	0.01886	1.860	0.06293	.

オッズ比

	オッズ比	95%信頼区間下限	95%信頼区間上限	P値
(Intercept)	0.00715	0.000855	0.078	0.0000507
s100B	4.52000	0.264000	77.600	0.2980000
WFNS分類	1.93000	1.290000	2.880	0.0012700
男性	2.69000	0.941000	7.720	0.0648000
年齢	1.04000	0.998000	1.070	0.0629000

多重共線性
5 ～ 10 未満なら OK

```
> vif(GLM.1)
    s100B WFNS分類     男性     年齢
 1.572887 1.547002 1.147812 1.168278
```

曲面下面積（C 統計量）0.7 ～ 0.8 以上なら OK

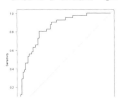

曲線下面積 0.853 95%信頼区間 0.782 - 0.923

予後不良を，男性・年齢・WFNS 分類・s100B で予測できるか**ロジスティック回帰分析**で調べます．

ロジスティック回帰分析では説明変数の標準化は不要です．

予後不良には，WFNS 分類（オッズ比 1.9, 95%CI 1.3 – 2.9 P＜0.01）が有意に関連していました．オッズ比＞1 は，WFNS 分類が高くて神経症状が強いほど，予後不良であることを示します．

多重共線性（→ p.178）は，VIF が 5 ～ 10 以下であり，問題ありません．曲面下面積（→ p.199）は 0.7 ～ 0.8 以上であり，モデル式でまずまず説明づけられています．変数選択（→ p.179）は行っていません．

∷ EZR の操作例

「統計解析」→「名義変数の解析」→「二値変数に対する多変量解析（ロジスティック回帰）」で，目的変数に予後不良，説明変数に s100B ＋ WFNS 分類 ＋ 男性 ＋ 年齢となるように入力します．オプションは，ROC 曲線を表示する，にします．

memo
順序ロジスティック回帰分析を行った場合は，WFNS 分類と男性が予後不良因子という結果が出ます．

練習用データ2　前後差

	A	B	C	D
1	ID	群	month0	month1
2	1	1	175	163
3	2	1	143	135
4	3	1	163	139
5	4	1	177	142
6	5	1	175	158

（以下略）

変数

month0：baseline　month1：1か月後

群0：対照群　群1：治療群

- 練習用データ2は，40例の高血圧の患者さんのランダム化二重盲検プラセボ対照並行群間比較試験で，検証的研究という設定の架空のデータセットです．治療前後で2群の血圧に差があるかを調べます．

- baselineと1か月後の収縮期血圧のデータがあります．

- 欠損値はありません．検証的研究で標本サイズの設計がされており，十分な標本サイズがあるという設定です．

- 練習用データ1と同様に要約を行い，極端な外れ値がないこと，それぞれの群が正規分布に近いこと，群の差も正規分布に近いことが分かりますが，結果はここでは省略します．

memo

- 検証的研究は実際はもっと標本サイズは大きいですが，練習用なので40例にしています．また，患者背景を省略しています．

- CONSORT声明ではランダム化比較試験の**患者背景の検定**，いわゆるTable1の検定は不要とされています．背景因子を比べる検定をすると，たまたま差が出てしまいます．どうしても揃えなければならない背景因子がある場合は，あらかじめ割り付けの際に揃えるようにランダム割り付けをしたり（→p.64），共変量に入れて解析します[116]．

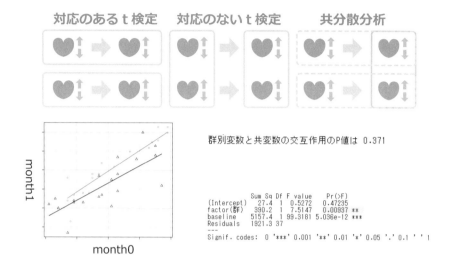

練習用データ2

共分散分析

対応のあるt検定　対応のないt検定　　共分散分析

群別変数と共変数の交互作用のP値は 0.371

```
                Sum Sq Df F value     Pr(>F)
(Intercept)       27.4  1  0.5272    0.47235
factor(群)       390.2  1  7.5147    0.00937 **
baseline        5157.4  1 99.3181 5.036e-12 ***
Residuals       1921.3 37
---
Signif. codes:  0 '***' 0.001 '**' 0.01 '*' 0.05 '.' 0.1 ' ' 1
```

- 対照群と治療群で投与前後を比べる対応のあるt検定をすると，前後で差があるかは分かりますが，治療群と対照群の差は分かりません.

- baselineと1か月後で群を比べる対応のないt検定をすると，群で差があるかは分かりますが，baselineが解析に反映されません.

- baselineが高い方が降圧薬が効きやすいなどの影響があります. 共分散分析では，baselineの値で調整したうえで，1か月後の血圧を治療群と対照群で比較します.

- **共分散分析**が使える前提条件を満たすか確認します.

- 共分散分析をするには，baselineと1か月後の2群の回帰直線がほぼ並行であること，交互作用のP＞0.05が必要です. 他にも前提条件はありますが，概ね共分散分析を行えるでしょう.

- 結果は，1か月後は群による差は有意（F＝7.5，P＜0.01）でした.

:::: EZR の操作例

「統計解析」→「連続変数の解析」→「連続変数で補正した2群以上の平均値の比較（共分散分析 ANCOVA）」で，目的変数に month1，比べる群に 群，補正に用いる連続変数を month0 にします.

練習用データ3　対応のない3群

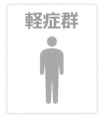
軽症群

中等症群

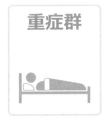
重症群

データ形式

	A	B	C
1	ID	群	LDH
2	1	1	249.4
3	2	1	190.4
4	3	1	211.3
5	4	1	187
6	5	1	184.2
7	6	1	147.3
8	7	1	184.3
9	8	1	160.1
10	9	1	207.7
11	10	1	210.2

（以下略）

変数

ID　通し番号
群　1＝軽症，2＝中等症，3＝重症
LDH　血清 LDH（U/L）

- 練習用データ3は，74例のCOVID-19で入院した患者さんの観察研究という架空のデータセットです．肺障害により上昇するLDHが，COVID-19の重症度の3群で差があるかを調べます．
- 軽症群29例，中等症群22例，重症群23例の3群です．
- 欠損値はありません．
- 探索的研究のため標本サイズの設計はされていませんが，何らかの不可抗力により検定せざるを得ない…という設定です．
- 練習用データ1と同様に要約を行い，極端な外れ値がないこと，それぞれの群が正規分布に近いことが分かりますが，結果はここでは省略します．

memo
実際には交絡因子の影響を除かなければ因果関係は示せませんが，練習のために患者背景を省略しています．

練習用データ3

対応のない3群以上　対照群と比べる

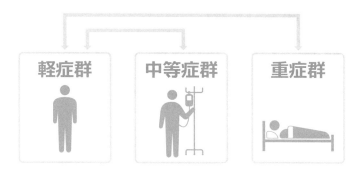

EZR で対応のない 2 群の検定を使い補正する方法

対応のない 2 群の検定	補正
比率尺度・間隔尺度 順序尺度	ボンフェローニ補正 閉検定手順 ホルム・ボンフェローニ法 ~~ホッフバーグ法~~ ~~階層法~~

EZR で多重比較に対応した検定を使う方法

	母集団が正規分布と分かっている or 標本のヒストグラム・QQ プロット・正規性の検定が正規分布に近い or 標本サイズが大きい		等分散	ダネット検定
対照群と比べる		はい	等分散でなくてもよい	不等分散を考慮したダネット検定
		いいえ	等分散	スティール検定
			等分散でなくてもよい	(ない)

対照群と比べる場合です.

EZR で対応のない 2 群の検定を使い補正する方法です. ボンフェローニ補正, ホルム・ボンフェローニ法は, 対照群と比べる方法は搭載されていません.

EZR で多重比較に対応した検定を使う方法です. 不等分散を考慮したダネット検定は搭載されておらず, 等分散でない場合に多重比較に対応した検定は使えません. ダネット検定, スティール検定が搭載されています.

対応のない3群以上の差を調べる
比率尺度・間隔尺度
対照群と比べる　閉検定手順

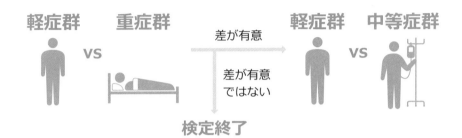

- 閉検定手順（→ p.150）で検定する方法です．
- COVID-19 は軽症よりも重症の方が LDH が高いだろうと予想し，差が大きそうな順に検定順を決めます．まず，軽症群と重症群を比べて差が有意であれば，軽症群と中等症群を比べると検定前に決めておきます．
- LDH は比率尺度で，極端な外れ値がなくヒストグラムが正規分布に近いのでウェルチの t 検定を使います（→ p.127）．
- 軽症群と重症群でウェルチの t 検定で差が有意（t = − 43.5, df = 44, P < 0.01）なので，次に軽症群と中等症群の検定を行いウェルチの t 検定で差が有意（t = − 8.1, df = 44, P < 0.01）です．

⋮⋮ EZR の操作例

「統計解析」→「連続変数の解析」→「2 群間の平均値の比較（t 検定）」で，目的変数を LDH，比べる群を群，条件式を“（群 == 1）|（群 == 3）”にします．
次に，同じ検定で条件式を“（群 == 1）|（群 == 2）”にします．
※ 3 群のデータのうち 2 群で解析するために条件式を使っています．

練習用データ3
対応のない3群以上の差を調べる
比率尺度・間隔尺度
対照群と比べる　ボンフェローニ補正

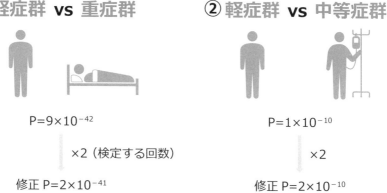

① 軽症群 vs 重症群

$P = 9 \times 10^{-42}$

×2（検定する回数）

修正 $P = 2 \times 10^{-41}$

② 軽症群 vs 中等症群

$P = 1 \times 10^{-10}$

×2

修正 $P = 2 \times 10^{-10}$

ボンフェローニ補正（→ p.149）で検定する方法です.

LDH は比率尺度で，極端な外れ値がなくヒストグラムが正規分布に近いので
ウェルチの t 検定を使います（→ p.127）.

軽症群と重症群，軽症群と中等症群でそれぞれ**ウェルチの t 検定**を行います.
比べる回数は 2 回なので，それぞれの P 値を×2 にして**修正 P 値**にします.
αを検定する回数の 2 で割っても構いません.

軽症群と重症群でウェルチの t 検定を行い差が有意（t = − 43.5, df = 44, P <
0.01）で，軽症群と中等症群でウェルチの t 検定を行い差が有意（t = − 8.1, df
= 44, P < 0.01）です.

:::: **EZR の操作例**

「統計解析」→「連続変数の解析」→「2 群間の平均値の比較（t 検定）」で，目
的変数を LDH，比べる群を群，条件式を "（群 == 1）|（群 == 3）" にします.
次に，同じ検定で条件式を "（群 == 1）|（群 == 2）" にします.
※ 3 群のデータのうち 2 群で解析するために条件式を使っています.

対応のない3群以上の差を調べる
比率尺度・間隔尺度
対照群と比べる　ダネット検定

```
Simultaneous Tests for General Linear Hypotheses

Multiple Comparisons of Means: Dunnett Contrasts

Fit: aov(formula = LDH ~ group.factor, data = Dataset)

Linear Hypotheses:
          Estimate Std. Error t value Pr(>|t|)
2 - 1 == 0   60.778      7.716   7.877   <1e-10 ***
3 - 1 == 0  336.924      7.620  44.218   <1e-10 ***
---
Signif. codes:  0 '***' 0.001 '**' 0.01 '*' 0.05 '.' 0.1 ' ' 1
(Adjusted p values reported -- single-step method)
```

ダネット検定
2-1：軽症群と中等症群
3-1：軽症群と重症群

- **ダネット検定**（→ p.152）で検定する方法です.
- EZR では自動的にバートレット検定の結果が出ますが，等分散でない場合に多重比較に対応した検定は使えないので，結果にかかわらずやむなくダネット検定へ進みます. ダネット検定で，軽症群と中等症群で差が有意（P < 0.01）で，軽症群と重症群でも差が有意（P < 0.01）です.

⠿ EZR の操作例

「統計解析」→「連続変数の解析」→「3 群以上の間の平均値の比較（一元配置分散分析 < one-way ANOVA)」で，目的変数に LDH，比べる群に < 群，オプションは等分散と考えますか？< は はい，2 群ずつの比較（Dunnett の多重比較）にします.

※ EZR ではアルファベットで一番若い群が対照群となる，分散分析が必ず行われる，ウェルチ検定では多重比較が行われないなどの仕様があります.

練習用データ3

対応のない3群以上 全ての群と比べる

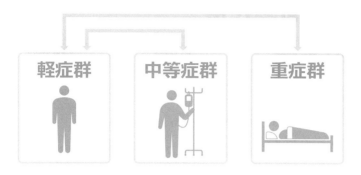

| 軽症群 | 中等症群 | 重症群 |

EZR で対応のない 2 群の検定を使い補正する方法

対応のない 2 群の検定	補正
比率尺度・間隔尺度 順序尺度	ボンフェローニ補正 閉検定手順 ホルム・ボンフェローニ法 ~~ホッフバーグ法~~ ~~階層法~~

EZR で多重比較に対応した検定を使う方法

全ての群を比べる	母集団が正規分布と分かっている or 標本のヒストグラム・QQ プロット・正規性の検定が正規分布に近い or 標本サイズが大きい	はい	等分散	チューキー検定
			等分散でなくてもよい	~~ゲームス・ハウエル法~~
		いいえ	等分散	スティール・ドゥワス検定
			等分散でなくてもよい	（ない）

全ての群と比べる場合です.

EZR で対応のない 2 群の検定を使い補正する方法です. ボンフェローニ補正,

ホルム・ボンフェローニ法が搭載されています.

EZR で多重比較に対応した検定を使う方法です. ゲームス・ハウエル法は搭載

されておらず, 等分散でない場合に多重比較に対応した検定は使えません.

チューキー検定とスティール・ドゥワス検定が搭載されています.

対応のない3群以上の差を調べる
比率尺度・間隔尺度
全ての群と比べる　チューキー検定

```
> TukeyHSD(AnovaModel.1, "factor(群)")
  Tukey multiple comparisons of means
    95% family-wise confidence level

Fit: aov(formula = LDH ~ factor(群), data = Dataset, na.action = na.omit)

$`factor(群)`
         diff      lwr       upr  p adj
2-1  60.77774 42.30795  79.24753      0
3-1 336.92399 318.68604 355.16404      0
3-2 276.14625 256.66493 295.62756      0
```

2-1：中等症と軽症群
3-1：重症群と軽症群
3-2：重症群と中等症群

- **チューキー検定**（→ p.152）で検定する方法です.
- EZR では自動的にバートレット検定の結果が出ますが, 等分散でない場合に多重比較に対応した検定は使えないので, 結果にかかわらずやむなくチューキー検定へ進みます.
- **チューキー検定**で, 中等症群と軽症群で差が有意（P＜0.01）で, 重症群と軽症群, 重症群と中等症群でも差が有意（P＜0.01）です.

∴∴ EZR の操作例

「統計解析」→「連続変数の解析」→「3 群以上の等分散性の検定（Bartlett 検定）」で目的変数を LDH, グループを群にします.

「統計解析」→「連続変数の解析」→「3 群以上の間の平均値の比較（一元配置分散分析＜one-way ANOVA)」で, 目的変数に LDH, 比べる群に群, オプションは等分散と考えますか？は はい, 2 群ずつの比較（Tukey の多重比較）にします.

ホルム・ボンフェローニ法をしたい場合は, オプションを等分散と考えますか？は はい, 2 群ずつの比較（Holm の多重比較）にします.

ボンフェローニ補正をしたい場合は, オプションを等分散と考えますか？　は はい, 2 群ずつの比較（Bonferroni の多重比較）にします.

練習用データ4　反復測定

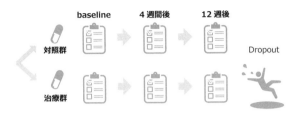

データ形式

反復測定分散分析

	A	B	C	D	E
1	ID	群	週00	週04	週12
2	1	0	31	38	NA
3	2	0	30	29	28
4	3	0	29	31	31
5	4	0	32	35	37
6	5	0	29	32	33

（以下略）

MMRM

	A	B	C	D	E	F
1	ID	群	ベースライン	週	score	ベースラインからの差
2	1	0	31	0	31	0
3	2	0	30	0	30	0
4	3	0	29	0	29	0
5	4	0	32	0	32	0
6	5	0	29	0	29	0

（以下略）

週 0, 4, 12 のデータを積み上げる

変数
群　0＝プラセボ　1＝治療薬

練習用データ 4 は，80 例の抑うつ病の患者さんのランダム化二重盲検プラセボ対照並行群間比較試験で，検証的研究という設定の架空のデータセットです．2 群で経時的に症状スコアに差があるかを調べます．

対照群 40 例，治療群 40 例です．baseline（週 00），4 週後（週 04），12 週後（週 12）の症状スコアのデータがあります．

この症状スコアは，間隔尺度とみなしてよい順序尺度です（→ p.4）．練習用データ 1 と同様に要約を行い，極端な外れ値がないこと，それぞれの群が正規分布に近いことが分かりますが，結果はここでは省略します．

欠損値が週 12 に 1 例あります．検証的研究で標本サイズの設計がされており，十分な標本サイズがあるという設定です．

ここでは単一代入法＋反復測定分散分析と，単一代入法＋共分散分散と，MMRM（→ p.155）で解析してみます．反復測定分散分析では週 00・週 04・週 12 を項目とし，MMRM では週の項目を 1 つにしてデータを積み上げた形式（→ p.243）にします．

memo

検証的研究は実際はもっと標本サイズは大きいですが，練習用なので 80 例にしています．

反復測定の差を調べる
比率尺度·間隔尺度　単一代入法+
繰り返しのある二元配置分散分析

LOCF（欠損直前の値で補完）

	A	B	C	D	E
1	ID	群	週00	週04	週12
2	1	0	31	38	38
3	2	0	30	29	28
4	3	0	29	31	31
5	4	0	32	35	37

（以下略）

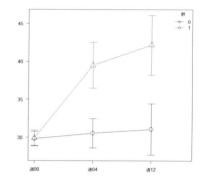

- **単一代入法+繰り返しのある二元配置分散分析**で解析します.
- 欠損値1例を，単一代入法であるLOCF（→ p.101）で欠損直前の値で補完します．ID1の週12のデータが欠損しているので，週8のデータで埋めます．
- グラフでは，週00では2群とも同じ値です．治療群は週04には上昇しており，週12にも緩やかに上昇しています．対照群はごく緩やかな上昇で，週12になるにつればらつきが大きくなっています．

::: EZR の操作例

「統計解析」→「連続変数の解析」→「連続変数の要約」で，目的変数に週00，週04，週12を選択し，分散·標準偏差の計算方法を不偏分散·標準偏差に，層別して要約で層別変数を群にします.

※ EZRが群の順番を認識できるように週04という書き方をしています．EZRのグラフは縦軸が0で始まらず，差を見るためのグラフが表示されます.

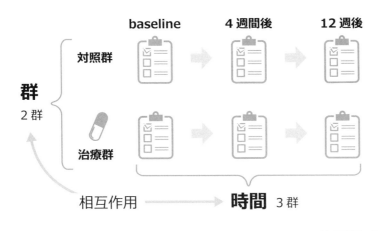

群 2群

治療群

対照群

baseline　4週間後　12週後

相互作用 ⟶ **時間** 3群

```
Univariate Type III Repeated-Measures ANOVA Assuming Sphericity

             Sum Sq num Df Error SS den Df  F value    Pr(>F)
(Intercept) 275946    1  1225.17    78 17568.05 < 2.2e-16 ***
Factor1.群    2574    1  1225.17    78   163.88 < 2.2e-16 ***
Time         2032    2   557.83   156   284.07 < 2.2e-16 ***
Factor1.群:Time 1307  2   557.83   156   182.79 < 2.2e-16 ***
---
Signif. codes:  0 '***' 0.001 '**' 0.01 '*' 0.05 '.' 0.1 ' ' 1
```

治療薬によって
差あり
時間で差あり
治療薬と時間で
交互作用あり

繰り返しのある二元配置分散分析で, まず群と時間の**交互作用**が有意であれば, 「時間によって差が有意. 治療薬によって差が有意」という意義が薄れます (→ p.142).

この場合は, **単純主効果検定**を行います.

　対照群で baseline と 4 週後, baseline と 12 週後で対応のある t 検定

　治療群で baseline と 4 週後, baseline と 12 週後で対応のある t 検定

　baseline で対照群と治療群でウェルチの t 検定

　4 週後で対照群と治療群でウェルチの t 検定

　12 週後で対照群と治療群でウェルチの t 検定

…のように, ボンフェローニ補正などを行って検定しますが, 結果は割愛します.

∴ EZR の操作例

「統計解析」→「連続変数の解析」→「対応のある 2 群以上の間の平均値の比較 (反復［経時］測定分散分析 one-way ANOVA)」で, 目的変数に週 00, 週 04, 週 12 を選択し, 群別する変数を選択を群にします.

※ EZR では one –way ANOVA ですが二元配置分散分析も可能です.

反復測定の差を調べる
比率尺度・間隔尺度
単一代入法＋共分散分析

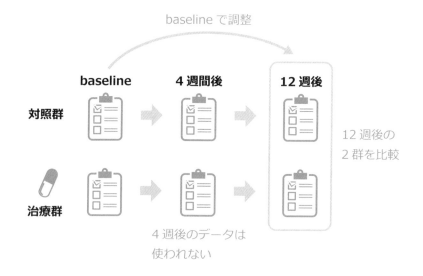

- **単一代入法＋共分散分析**で12週後の結果で対照群と治療群を比べます.
- この場合，4週後のデータは使いません. 12週後の結果が主要評価項目のときに使えます.
- baselineが高いか低いかで治療薬の影響や12週後の結果に違いが出ます. 共変量にbaselineの値を入れて，12週後の値で共分散分析を行います.
- 練習用データ2と同じ手順で解析し，12週後で治療薬による差は有意（F = 201.68, P < 0.001）です.

⋮⋮⋮ EZRの操作例

「統計解析」→「連続変数の解析」→「連続変数で補正した2群以上の平均値の比較（共分散分析 ANCOVA）」で，目的変数に週12，比べる群に群，補正に用いる連続変数を週12にします.

練習用データ4

反復測定の差を調べる
比率尺度・間隔尺度　MMRM

baseline と週について
交互作用も含めて調べる

モデル式

baseline からの変化量＝群 ＊ 週＋baseline ＊ 週＋(1 | ID)

投与群と週について
交互作用も含めて調べる

個体差

```
Fixed effects:
            Estimate Std. Error      df t value Pr(>|t|)
(Intercept) -2.75918    8.47228 206.74249  -0.326 0.745003
群           2.11542    0.56697 206.74067   3.731 0.000246 ***
週          -1.44887    1.13306 156.63882  -1.279 0.202888
baseline     0.10040    0.28352 206.74542   0.354 0.723609
群:週        0.81928    0.07580 156.57377  10.808  < 2e-16 ***
週:baseline  0.05173    0.03794 156.75463   1.363 0.174715
---
Signif. codes:  0 '***' 0.001 '**' 0.01 '*' 0.05 '.' 0.1 ' ' 1
```

治療薬によって
差あり
治療薬と時間で
交互作用あり

MMRM のモデル式（→ p.156）を作ります.

薬の効き方が時期によって違うかもしれないので, 群 ＊ 週 を入れます.

baseline が高いか低いかの影響が時期によって違うかもしれないので,
baseline＊ 週 を入れます. 今回は個体差の**変量効果**は (1 | ID) にします.

もしエラーが出る場合は, MMRM で正しい結果が出ていない（**収束しない**）
ことがあります. その際はモデル式を単純にしたり, 変量効果を変えて試行錯
誤します.

MMRM で, 治療薬によって 2 群間の差は有意（t = 3.7, df = 206.7, P < 0.01）で
した.

:::: EZR の操作例

「統計解析」→「連続変数の解析」→「線形混合効果モデル」で, モデル式を「baseline
からの差 ～ 群 ＊ 週＋baseline＊ 週＋(1 | ID)」となるよう入力します.

※ EZR では**無構造（unstructured）**モデルが自動で指定されます.

練習用データ5　関係を調べる

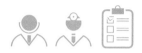

データ形式

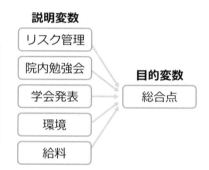

説明変数

リスク管理

院内勉強会

学会発表

環境

給料

目的変数

総合点

▲	A	B	C	D	E	F	G
1	ID	総合点	環境	院内勉強会	給料	リスク管理	学会発表
2	1	43	51	39	61	92	45
3	2	63	64	54	63	73	47
4	3	71	70	69	76	86	48
5	4	61	63	47	54	84	35
6	5	81	78	66	71	83	47
7	6	43	55	44	54	49	34
8	7	58	67	56	66	68	35
9	8	71	75	55	70	66	41

（以下略）

- 練習用データ 5 は，R dataset attitude を参考にした架空のデータセットです．50 例の職場の満足度アンケートの観察研究です．職場の満足度と総合点の関係を調べるため回帰分析をします．

- 総合点，環境，院内勉強会，給料，リスク管理，学会発表はそれぞれ間隔尺度です（→ p.5）．

- 目的変数を総合点で，説明変数を環境・院内勉強会・給料・リスク管理・学会発表とします．目的変数が間隔尺度で 1 対複数の関係は，重回帰分析や構造方程式モデリングで調べられます．今回は**重回帰分析**をします（→ p.183）．

- 欠損値はありません．

- 標本サイズは説明変数の数×10 が必要で，50 例あり十分な標本サイズです．

練習用データ5　重回帰分析の下準備

変数を標準化する

――― 標準化された変数 ―――

ID	総合点	環境	院内勉強会	給料	リスク管理	学会発表	Z.リスク管理	Z.院内勉強会	Z.学会発表	Z.環境	Z.給料	Z.総合点
1	43	51	39	61	92	45	1.74163662	-1.47964962	0.2008675	-1.17163233	-0.34945220	-1.77722105
2	63	64	54	63	73	47	-0.17854302	-0.20164131	0.3952554	-0.19527206	-0.15709319	-0.13418156
3	71	70	69	76	86	48	1.13526410	1.07636700	0.4924494	0.25535576	1.09324037	0.52303424
4	61	63	47	54	84	35	0.93313993	-0.79804519	-0.7710720	-0.27037669	-1.02270873	-0.29848551
5	81	78	66	71	83	47	0.83207784	0.82076534	0.3952554	0.85619286	0.61234285	1.34455398
6	43	55	44	54	49	34	-2.60403309	-1.05364685	-0.8682660	-0.87121379	-1.02270873	-1.77722105
7	58	67	56	66	68	35	-0.68385345	-0.03124020	-0.7710720	0.03004185	0.13144532	-0.54494143
8	71	75	55	70	66	41	-0.88597762	-0.11644076	-0.1879083	0.63087895	0.51616334	0.52303424
9	72	82	67	71	83	31	0.83207784	0.90596589	-1.1598478	1.15661140	0.61234285	0.60518621
10	67	61	47	62	80	41	0.52889158	-0.79804519	-0.1879083	-0.42058597	-0.25327270	0.19442634
11	64	53	58	58	67	34	-0.78491554	0.13916090	-0.8682660	-1.02142306	-0.63799071	-0.05202958
12	67	60	39	59	74	41	-0.07748093	-1.47964962	-0.1879083	-0.49569060	-0.54181121	0.19442634
13	69	62	42	55	63	25	-1.18916388	-1.22404796	-1.7430115	-0.34548133	-0.92652923	0.35873029
14	68	83	45	59	77	35	0.22570533	-0.96844630	-0.7710720	1.23171604	-0.54181121	0.27657831
15	77	77	72	79	77	46	0.22570533	1.33196866	0.2980615	0.78108822	1.38177888	1.01594609
16	81	90	72	60	54	36	-2.09872266	1.33196866	-0.6738781	1.75744850	-0.44563170	1.34455398
17	74	85	69	79	79	63	0.42782950	1.07636700	1.9503586	1.38192531	1.38177888	0.76949016
18	65	60	75	55	80	60	0.52889158	1.58757032	1.8587768	-0.49569060	-0.92652923	0.03012239
19	65	70	57	75	85	46	1.03420202	0.05396035	0.2980615	0.25535576	0.99706086	0.03012239

練習用データ1と同様に要約を行い，極端な外れ値がないこと，それぞれの群が正規分布に近いと分かりますが，結果はここでは省略します．

線形回帰分析を行う前に，全ての変数を標準化して，**標準偏回帰係数**を求めます．変数を標準化し，頭に Z. がついた標準化された変数ができます．もし，偏回帰係数だけでよい場合は，標準化の手順は不要です（→ p.177）．

∴∴∴ EZR の操作例

「標準メニュー」→「データ」→「アクティブデータセット内の変数の管理」→「変数の標準化」で，Ctrl を押しながら，リスク管理，院内勉強会，学会発表，環境，給料，総合点を選びます．

散布図を見る

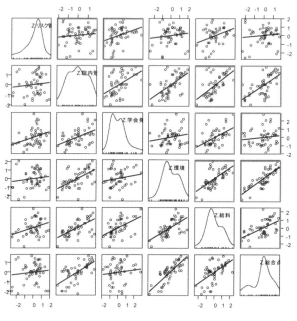

相関関係がありそう

- 散布図行列を見ます.
- 目的変数の Z. 総合点 と説明変数のいくつかは相関関係がありそうです. 説明変数同士でもいくつか相関関係がありそうです.
- 説明変数の間に強い相関関係がある場合は, 回帰分析で**多重共線性**が起きやすいです.

：：： EZR の操作例

「グラフと表」→「散布図行列」で, Ctrl を押しながら, Z. リスク管理, Z. 院内勉強会, Z. 学会発表, Z. 環境, Z. 給料, Z. 総合点を選びます.

memo

因果推論が目的の場合は, 相関関係や多重共線性はそこまで問題になりません.

重回帰分析

```
Coefficients:
                Estimate Std. Error t value  Pr(>|t|)
(Intercept)   -4.809e-16  8.057e-02   0.000   1.00000
Z.リスク管理   3.905e-02  9.089e-02   0.430   0.66957
Z.院内勉強会   3.290e-01  1.181e-01   2.786   0.00785 **
Z.学会発表    -1.803e-01  1.058e-01  -1.704   0.09535 .
Z.環境         6.232e-01  1.167e-01   5.339 0.00000312 ***
Z.給料         3.102e-02  1.289e-01   0.241   0.81100
---
Signif. codes:  0 '***' 0.001 '**' 0.01 '*' 0.05 '.' 0.1 ' ' 1

Residual standard error: 0.5697 on 44 degrees of freedom
Multiple R-squared:  0.7085,  Adjusted R-squared:  0.6754
F-statistic: 21.39 on 5 and 44 DF,  p-value: 8.583e-11
```

Z. 総合点＝0.04×Z. リスク管理＋0.3×Z. 院内勉強会−0.2×Z. 学会発表＋

0.6×Z. 環境＋0.03×Z. 給料−切片（0 に近い）

P＜0.1 だけにすると

Z. 総合点＝0.3×Z. 院内勉強会＋0.6×Z. 環境

多重共線性

```
> vif(RegModel.2)
Z.リスク管理 Z.院内勉強会   Z.学会発表      Z.環境       Z.給料
   1.247113     2.106408    1.689989    2.056807    2.510287
```

- **重回帰分析**をします.
- 結果の Estimate は偏回帰係数で，今回は変数を標準化しているので**標準偏回帰係数**を意味します.
- Pr(>|t|) は P 値で，Z. 環境が P＜0.001 です.
- P＜0.1 の変数だけで回帰式を書き出すと，
- Z. 総合点＝0.3×Z. 院内勉強会＋0.6×Z. 環境 でした.
- **Adjusted R^2** は 0.5 以上なので，モデル式でまずまず説明づけられています.
- VIF＜5 で**多重共線性**はなさそうです. もし VIF が高い変数がある場合は，それを除いて解析しなおし，同じ結果が出るか確認することもあります.

:::: EZR の操作例

「統計解析」→「連続変数の解析」→「線形回帰（単回帰、重回帰）」で目的変数を Z. 総合点に，説明変数を Ctrl を押しながら Z. リスク管理，Z. 院内勉強会，Z. 学会発表，Z. 環境，Z. 給料を選びます. オプションは基本的診断プロットを表示するにします.

重回帰分析の前提の確認

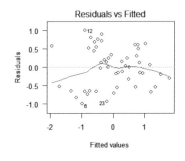

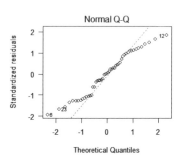

上下が均等なら残差は等分散　　QQ プロットが
　　　　　　　　　　　　　　　直線に近ければ残差は正規分布

　　　　　　　　　　　　　　　あまりに外れていれば
　　　　　　　　　　　　　　　説明変数を log，二乗などで変換し再解析

- **残差プロット**を確認します.

- 残差とは，回帰式の推定値と，実際の値のズレです（→ p.173）.

- 重回帰分析では，残差が等分散で正規分布でなければ正しい結果が出ていません.

- 残差プロットで，全体的に上下がバランス良ければ，残差は等分散として良いです.

- 残差の QQ プロット（→ p.118）が直線に近ければ，残差は正規分布として良いです．もし大幅にズレていた場合は，説明変数を log や二乗で変換して再解析します.

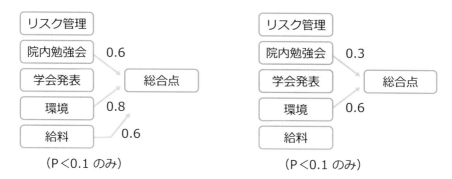

memo

参考までに，**単回帰分析**で1対1の関係を調べてみると，院内勉強会，環境，給料の3つが総合点に有意に関係しています．単変量解析では給料が総合点と因果関係にあるように見えます．しかし，重回帰分析で1対複数の関係を同時に調べると，給料は総合点と因果関係にないと分かります．

このように，単回帰分析は因果関係を示すには弱いです．

EZR の操作例

「統計解析」→「連続変数の解析」→「線形回帰（単回帰、重回帰）」で目的変数を Z.総合点に，説明変数を Z.リスク管理にします．同様に説明変数を，Z.院内勉強会，Z.学会発表，Z.環境，Z.給料とします．

練習用データ6　変数を合成する

データ形式

	A	B	C	D	E	F
1	ID	家賃	公害	犯罪	医療	交通
2	北海道	1510	15	7.6	57.3	90.9
3	青森県	1480	32.8	4.5	30.1	87.1
4	岩手県	1643	22	6.3	34.1	80.2
5	宮城県	2257	34.3	9.1	49.4	85.1
6	秋田県	1554	23.1	9.1	31.4	84.9
7	山形県	1701	31	5.6	40.9	79.7
8	福島県	1811	25.1	6.5	38.1	81.9
9	茨城県	2063	41.8	12.5	30.9	72.7
10	栃木県	2123	58.4	8.5	47.9	61.9
11	群馬県	1992	51	6.7	44.9	61.4

(以下略)

変数

家賃：借家の1畳当たり実質家賃（円）
公害：10万人当たりの公害苦情受理件数
犯罪：10万人当たりの重要刑法犯罪認知件数
医療：最寄りの医療機関までの距離500m未満住宅比率
交通：最寄りの交通機関1km未満住宅比率

- 練習用データ6は，1999年の経済企画庁のデータを参考にした架空のデータセットです．47都道府県のライフラインの観察研究です．変数をまとめて新たな指標を作るので**主成分分析**をします．

- "家賃"が借家の1畳当たり実質家賃（円），"公害"が10万人当たりの公害苦情受理件数，"犯罪"が10万人当たりの重要刑法犯罪認知件数，"医療"が最寄りの医療機関までの距離500m未満住宅比率，"交通"が最寄りの交通機関1km未満住宅比率　です．それぞれの変数は間隔尺度あるいは比率尺度です．

- 練習用データ1と同様に要約を行いますが，結果はここでは省略します．

- 欠損値はありません．

- 標本サイズは40～50が必要で（→ p.195），47例あり十分な標本サイズです．

- 主成分分析では，変数を標準化してばらばらの単位を揃えます．データセットでは，すでに標準化（→ p.177）された項目が作ってあります．

練習用データ6
主成分分析

スクリープロット

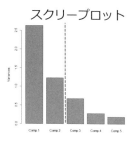

```
Importance of components:
                         Comp.1    Comp.2    Comp.3     Comp.4     Comp.5
Standard deviation     1.6230458 1.1076913 0.8210032 0.52773269 0.43150214
Proportion of Variance 0.5268556 0.2453960 0.1348093 0.05570036 0.03723882
Cumulative Proportion  0.5268556 0.7722516 0.9070608 0.96276118 1.00000000
```

0.8 くらいまでの主成分を使う
今回は主成分 2 まで

```
Component loadings:
         Comp.1      Comp.2      Comp.3      Comp.4      Comp.5
Z.医療 0.5368552  0.06643206  0.3852200  0.5818192  0.46953728
Z.家賃 0.5704481 -0.08279378 -0.1160842  0.1937174 -0.78532297
Z.交通 0.3319547  0.66485800  0.3285068 -0.5825825 -0.02123202
Z.公害 0.2452655 -0.73685756  0.4065351 -0.4747971  0.07862963
Z.犯罪 0.4647864 -0.06112889 -0.7516265 -0.2431569  0.39518244
```

主成分 1 は医療，家賃，犯罪
主成分 2 は交通，公害
主成分 3 以降は使わない

主成分分析をします．

いくつまでの主成分を使うか，主成分を構成する変数は何かを検討します．使う主成分の目安は，**cumulative proportion（累積寄与率）**が 0.5 〜 0.8 になるところで，今回は 0.77 となる Comp.2（第 2 主成分）までにします．**スクリープロット**で，変化が大きいところまでを使うこともあります[82]．

component loadings（主成分負荷量）は，Comp.1（第 1 主成分）は医療, 家賃, 犯罪 が大きく寄与しており，Comp.2（第 2 主成分）は交通，公害が大きく寄与しています．

主成分の名前は研究者が考えます．主成分 1 は「住の安全」，主成分 2 は「都会」でいかがでしょうか．

EZR の操作例

「標準メニュー」→「統計量」→「次元解析」→「主成分分析」で「変数（2 つ以上選択）」を，Ctrl を押しながら Z. 犯罪，Z. 公害，Z. 交通，Z. 家賃，Z. 医療を選び，「オプション」でスクリープロットありにします．

※平行分析は EZR には搭載されていません．

練習用データ7　隠れた因子を探す

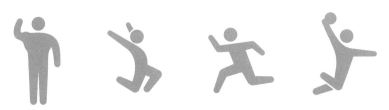

データ形式

▲	A	B	C	D	E	F	G	H	I	J	K	L
1	ID	短距離走	走り幅跳び	ハンドボール投げ	懸垂	反復横跳び	垂直跳び	背筋力	握力	上体そらし	立位体前屈	踏み台昇降
2	1	8.3	315	15	2	35	40	79	15.5	39	12	79.6
3	2	7.9	393	20	0	39	49	90	19	50	11	71.4
4	3	10.1	240	12	0	33	31	88	21	45	11	47.4
5	4	9.3	305	11	0	37	37	74	23.5	50	5	56.6
6	5	8.6	330	17	1	45	53	89	22.5	45	12	85.7
7	6	8.8	340	16	0	31	43	79	23.5	49	1	68.2
8	7	8.1	383	15	0	43	40	62	24	52	5	54.5
9	8	8.7	334	16	0	38	58	89	23.5	56	10	57.3

変数
短距離走：50m 走
他，項目名通り

（以下略）

- 練習用データ7は，1989年の中学生の体力測定のデータを参考にした架空の
  データセットです．104例の体力測定の観察研究です．体力測定の背景に共通
  する因子を探すので，**因子分析**をします．
- 短距離走は時間なので高いほど悪く，他の変数は高いほど良いです．それぞれ
  の変数は間隔尺度・比率尺度です．
- 練習用データ1と同様に要約を行い，懸垂はポアソン分布（→ p.9）で，それ
  以外は正規分布に近そうと分かりますが，結果はここでは省略します．
- 欠損値はありません．
- 標本サイズは因子数の6倍あるいは100以上が必要であり，104例で十分な標
  本サイズです（→ p.195）．
- 因子分析では，変数を標準化して単位を揃えます．データセットでは，すでに
  標準化（→ p.177）された項目が作ってあります．

練習用データ7
因子分析

プロマックス回転

```
            Factor1 Factor2 Factor3 Factor4 Factor5 Factor6
SS loadings   2.599   1.480   1.217   1.083   0.622   0.561
Proportion Var 0.236   0.135   0.111   0.098   0.057   0.051
Cumulative Var 0.236   0.371   0.481   0.580   0.636   0.688

Test of the hypothesis that 6 factors are sufficient.
The chi square statistic is 1.59 on 4 degrees of freedom.
The p-value is 0.81
```

累積寄与率が 50%くらいまでを採用
→ 今回は第 4 因子まで

P> 0.1 がよい

	Factor1	Factor2	Factor3	Factor4	Factor5	Factor6
Z.ハンドボール投げ		-0.123	0.241	0.854	0.110	
Z.握力	0.134		0.311		-0.216	0.459
Z.懸垂	0.618	0.112	0.299	-0.202		
Z.上体そらし		0.277		0.179	-0.497	
Z.垂直跳び	0.307				0.145	0.605
Z.走り幅跳び	0.920			0.167	-0.106	
Z.短距離走	0.836		-0.149			0.280
Z.踏み台昇降		0.175		0.217	0.565	
Z.背筋力	-0.150		0.946	0.205		
Z.反復横跳び	0.322	0.100		0.385	0.156	
Z.立位体前屈		1.051		-0.121		

それぞれの因子の意味するものを考える

納得がいかなければやり直し

因子分析をします．**プロマックス回転**で，因子数は 6 でやってみます．**累積寄与率**が 50%くらいになるように，第 4 因子までを採用します．モデルの当てはまりの検定は，P>0.1 がよいとされます．

それぞれの因子にどれだけ影響するのかの因子負荷量を見ます．数値がないのは，無視できる程度に影響が小さいという意味です．

それぞれの因子の意味を考えます．第 1 因子は 50m 走タイムと走り幅跳びから下半身の筋力に，同様に第 2 因子は柔軟性に，第 3 因子は上半身の筋力に，第 4 因子は協調運動でどうでしょうか．

うまく説明がつけられなければ，因子の回転や因子数を変える，因子負荷量が小さい因子を除外するなど試行錯誤します．

::: EZR の操作例

「標準メニュー」→「統計量」→「次元解析」→「因子分析」で変数を，Ctrl を押しながら Z. ハンドボール投げ，Z. 握力，Z. 懸垂，Z. 上体そらし，Z. 垂直跳び，Z. 走り幅跳び，Z. 短距離走，Z. 踏み台昇降，Z. 背筋力，Z. 反復横跳び，Z. 立位体前屈を選び，オプションは因子の回転をプロマックス回転，因子スコアをなしに，抽出する因子数を 6 にします．

memo

因子数の選び方は **MAP（minimum average partial）基準**や**平行分析**などが，回転は**オブリミン**，**ジオミン**などもありますが，成書[6, 103] を参考にしてください．

練習用データ8　サブタイプに分類する

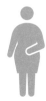 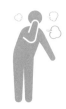 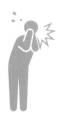

データ形式

	A	B	C	D	E
1	ID	性別	年齢	BMI	喀痰好酸球
2	1	0	48	27	3.9
3	2	0	35	22	4
4	3	1	46	29	4
5	4	1	15	29	3.1
6	5	1	77	25	3.2
7	6	0	51	27	4.6
8	7	1	24	26	2.4
9	8	1	41	27	3.6
10	9	1	59	33	4.2
11	10	0	29	29	3.7

（以下略）

変数

性別 0：女　1：男
BMI：kg/m^2
喀痰好酸球（%）

- 練習用データ8は，喘息のクラスター分類の論文（Am J Respir Crit Care Med 2008;178:2018-2224.）を参考にした架空のデータセットです．180例の喘息患者さんの観察研究です．喘息のサブタイプを調べるため，**クラスター分析**をします．
- 性別は名義尺度，BMIと喀痰好酸球は比率尺度です．
- 練習用データ1と同様に要約を行います．結果に特徴があるので次ページで示します．
- 欠損値はありません．
- 標本サイズは60×m（mは変数の数）が必要で，180例あり十分な標本サイズがあります（→ p.195）．

練習用データ8　クラスター分析
データの要約

```
> res
          平均   不偏標準偏差  0%   25%   50%    75%   100%    n
BMI     27.761111    5.892296  14  24.0  27.0  31.00  50.0  180
年齢     49.633333   16.684017  11  38.5  51.0  61.25  87.0  180
喀痰好酸球 1.778889    1.422524   0   0.7   1.1   3.30   5.1  180
```

BMI は高めだがやせ，高度肥満も
中年が多いが未成年や高齢者も
喀痰好酸球はばらつきが大きい

```
> (.Table <- table(Dataset$性別, exclude=NULL))  # 頻度分布 変数: 性別
```

```
 0  1
93 87
```

男女はほぼ同数

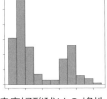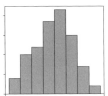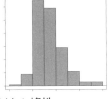

喀痰好酸球は2峰性　　　　　年齢・BMIは1峰性

　数値やヒストグラムでデータを要約します．BMI の平均値が 25 以上と高めで
すが，やせや高度肥満も含まれています．年齢は平均が 50 歳で，未成年や高
齢者も含まれています．喀痰好酸球は標準偏差が大きくばらつきがあり，2 峰
性なので異なる性質のものが混ざっていそうです．

クラスター分析では変数の標準化は不要です．

クラスター分析ではクラスターの分け方が色々あります．もし結果が解釈でき
なかったら，クラスターの分け方を色々変えてやり直します．

今回は，階層的クラスタリングと K 平均クラスタリングで解析してみます．

階層的クラスタリング

ウォード法＋ユークリッド距離

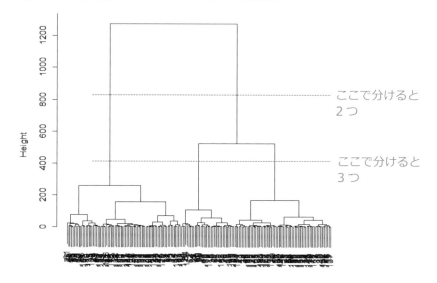

- **階層的クラスタリング**で解析します．方法はいくつもありますが，**ウォード法＋ユークリッド距離**でやってみます．

- 分岐の枝（**デンドログラム**）が描けました．どこで区切るのかによりますが，この分岐だと 2 ～ 3 くらいで分けるのがよさそうです．

∷ EZR の操作例

「標準メニュー」→「統計量」→「次元解析」→「クラスタ分析」→「階層的クラスタ分析」で変数を Ctrl を押しながら BMI，性別，年齢，喀痰好酸球を選び，オプションはクラスタリングの方法をウォード法，距離の測度をユークリッド距離に，デンドログラムを描く，にします．

練習用データ8 クラスター分析

K平均クラスタリング

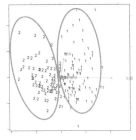

	new.x.BMI	new.x.性別	new.x.年齢	new.x.喀痰好酸球
1	28.76042	0.4583333	62.40625	1.483333
2	26.61905	0.5119048	35.03571	2.116667

1：BMI 高い，女性，中高年
2：若年，喀痰好酸球多い

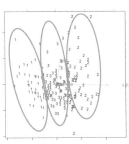

	new.x.BMI	new.x.性別	new.x.年齢	new.x.喀痰好酸球
1	26.50685	0.5753425	48.28767	1.606849
2	29.87097	0.4032258	67.27419	1.446774
3	26.88889	0.4444444	27.51111	2.515556

1：男性
2：BMI 高い，女性，中高年
3：若年，喀痰好酸球多い

K 平均クラスタリングで解析します．

クラスターの数を決めます．クラスターの数を 2, 3 と変えてみると，バイプロットという図でどのように分類されたかが分かります．クラスター 2, 3 のいずれでも区切れそうに見えます．

クラスター 2, 3 のいずれもそれぞれのクラスターに特徴がありそうですが，研究者が良いと思うものを選んで構いません．今回は，男性，肥満の中高年女性，喀痰好酸球が多い若年の 3 つのクラスターに分類しました．

：：：EZR の操作例

「標準メニュー」→「統計量」→「次元解析」→「クラスタ分析」→「k－平均クラスタ分析」で変数を Ctrl を押しながら BMI，性別，年齢，喀痰好酸球を選び，オプションはクラスタ数を 2，シード初期値の数は 10 に，最大繰り返し数は 5 に，クラスタのサマリの表示とクラスタのバイプロットをありにします．

memo

クラスター解析は分類が主観的で，研究者が言ったもの勝ちのようなところがあります．

練習用データ9　生存曲線

データ形式

A	B	C	D	E	F	G	H	I
ID	観察期間	イベント	年齢	年齢層	男性	ECOGPS	KPS	体重減少6か月
1	511	0	74	65-74	0	2	60	37
2	292	1	69	65-74	1	2	60	36
3	166	1	61	55-64	1	2	70	34
4	177	1	59	55-64	1	2	50	32
5	92	0	64	65-74	0	2	70	31
6	524	1	68	65-74	1	2	60	30
7	551	0	77	75-84	0	2	80	28
8	814	1	65	65-74	1	2	70	28
9	291	1	62	55-64	1	2	70	27
10	288	1	66	65-74	1	2	70	24

（以下略）

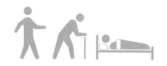

変数

イベント 0：打ち切り　1：死亡
KPS：Karnofsky Performance Status
　80 ～ 100：介護不要
　50 ～ 70：労働不能軽い介助を要する
　10 ～ 40：看護が必要

ECOGPS：ECOG Performance Status
　0：症状なし
　1：軽労作可
　2：軽労作不可　日中の 50% 以上離床
　3：日中の 50% 未満　離床
　4：寝たきり

- 練習用データ 9 は，肺癌の論文（Journal of Clinical Oncology 1994;12:601 – 7.）を参考にした架空のデータセットです．228 例の肺癌患者さんの生存期間の観察研究です．体重減少が予後を予測できる因子かを**コックス比例ハザードモデル**で調べます．

- 練習用データ 1 と同様に要約を行い，ECOGPS のデータは 0 ～ 4 のうち 0 ～ 2 の 3 段階のみ，KPS は 10 ～ 100 のうち 50 ～ 100 の 6 段階のみ，体重減少 6 か月はばらつきが大きいことが分かりますが，結果は省略します．

- 228 例のうち，いずれかの欠損値が 16 例にあります．今回はリストワイズ法（→ p.100）で 16 例を除去して 212 例を解析します．

- イベント数は「調べたい説明変数の個数×10」以上必要で，調べたい説明変数の個数は ECOGPS，KPS，男性，年齢，体重減少 6 か月の 5 個，イベントは 150 例なので十分な標本サイズがあります（→ p.195）．

カプラン・マイヤー曲線

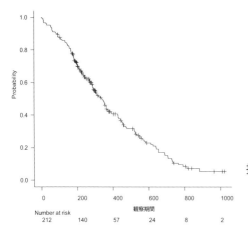

指定時点は 365 日（1 年）に設定

サンプル数	指定時点の生存率	95%信頼区間	生存期間中央値	95%信頼区間
212	0.434	(0.360-0.506)	340	286-371

全体の**カプラン・マイヤー曲線**を見てみます.

特に打ち切りも偏っておらず（→ p.162）, 最初から最後まで全体的に下がって
いく曲線です.

指定時点の生存率を 1 年（365 日）に設定したため, 1 年生存率が算出されます.
1 年生存率 43.4%（95%信頼区間 36.0 – 50.6%）, 生存期間の中央値は 340 日
（95%信頼区間 286 – 371）でした.

:::: EZR の操作例

「統計解析」→「生存期間の解析」→「生存曲線の記述と群間の比較（Logrank
検定）」で,「観察期間の変数」を観察期間,「イベント（1）、打ち切り（0）の変
数（1 つ選択）」をイベント,「オプション」は打ち切りをマークで表示する, At
risk のサンプル数を表示する,「生存率を表示するポイント」は 365 にします.

※ EZR ではカプラン・マイヤー曲線は Logrank 検定で代用できます.

生存率の指定時間は 365 日（1 年）でなくても構いません.

ログランク検定

	サンプル数	指定時点の生存率	95%信頼区間	生存期間中央値	95%信頼区間	P値
年齢層=35-54	41	0.476	(0.302-0.631)	353	226-533	0.0899
年齢層=55-64	66	0.489	(0.351-0.613)	364	291-519	
年齢層=65-74	89	0.413	(0.301-0.522)	310	269-426	
年齢層=75-84	16	0.230	(0.057-0.470)	222	95-363	

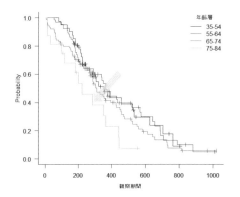

```
Pairwise comparisons using logrank test

data:  Dataset

      35-54 55-64 65-74
55-64 0.97  -     -
65-74 0.78  0.78  -
75-84 0.14  0.11  0.43

P value adjustment method: holm
```

- KPS，ECOGPS，体重減少6か月，年齢がどのような変数なのか，ログランク検定をします．

- 年齢はそのままでは**ログランク検定**ができないので，35～54歳，55～64歳，65～74歳，75～84歳に区切り，「年齢層」という変数を作って解析します．

- 指定時点の生存率は1年（365日）に設定したので，群別に1年生存率が表示され，**ホルム・ボンフェローニ法**で各群間の結果が出ます．年齢が上がるごとに中央値が短くなっていますが，差は有意ではありません．

⋮⋮ EZR の操作例

「統計解析」→「生存期間の解析」→「生存曲線の記述と群間の比較（Logrank検定）」で，「観察期間の変数」を観察期間，「イベント（1）、打ち切り（0）の変数（1つ選択）」をイベント，「群別する変数を選択」を年齢層，「Post-hoc 検定」を Holm，オプションは，「方法」は logrank，打ち切りをマークで表示する，At risk のサンプル数を表示する，「生存率を表示するポイント」は 365 にします．

※一般化ウィルコクソン検定なら方法を Peto-Peto Wilcoxon にします．

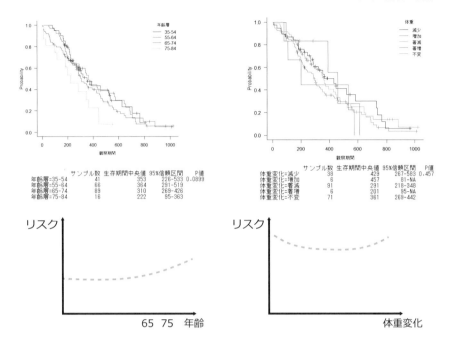

連続変数を**区切るか**考えます.

年齢は 65 歳〜 75 歳を過ぎた辺りからリスクが高そうですが,区切るという ほどではなさそうです.慣例では 65 歳や 75 歳で区切ることもあります.の ちほど時間依存性 ROC 曲線も見てみます.

体重減少 6 か月も同様に見てみます.体重減少 6 か月はそのままではログラ ンク検定ができないので,体重の変化を,著増(+10kg 〜),増加(+4 〜+ 9kg),不変(+3 〜 -3kg),減少(-4 〜 -9kg),著減(-10kg 〜)で区切っ て「体重変化」という変数を作って解析します.

体重変化は両端にリスクがありそうですが,差は大きくないので区切るほどで はなさそうです.

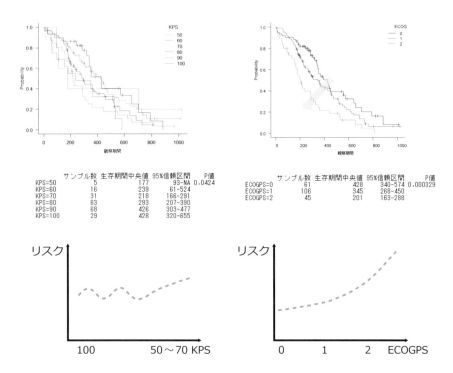

- KPS と ECOGPS も同様に見てみます.
- KPS は低い方が予後が悪そうですが，順番通りではありません．ECOGPS は高い方が予後が悪そうで，順番通りです.
- KPS は ECOGPS と似たような変数で，ECOGPS の方が直線的な関係にあります．KPS か ECOGPS のどちらかをコックス回帰ハザードモデルに入れるのであれば，ECOGPS にします.

練習用データ9　コックス比例ハザードモデルの下準備
時間依存性ROC曲線

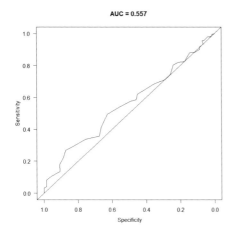

指定時点を 365 日（1 年）に設定

感度 = 0.269，特異度 = 0.873
感度と特異度の和を最大にする閾値 = 70

　年齢を区切った方がよさそうか，**時間依存性 ROC 曲線**で見てみます．
　時間依存性 ROC 曲線は，指定時点の生存率の設定によって，AUC やカットオフ値がかなり変わります．1 年（365 日）に設定するとカットオフ値は 70 歳，半年（180 日）だと 60 歳，1 年半（540 日）だと 64 歳という結果が出ます．
　AUC が低く判別能が良くないので，年齢は区切らずにコックス回帰ハザードモデルに入れます．

:::: EZR の操作例

「統計解析」→「検査の正確度の評価」→「生存期間に対する ROC 曲線解析」で，「観察期間の変数」を観察期間，「イベント (1)、打ち切り (0) の変数（1 つ選択）」をイベント，「予測に用いる値」を年齢，「生存率を表示するポイント」は 365，方法は Kaplan-Meier にします．

相関分析

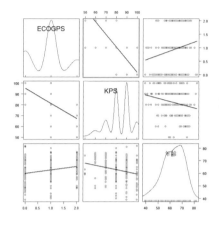

スピアマンの順位相関係数
KPS と ECOGPS は有意
（rho＝−0.8, P＜0.001）

* 説明変数に多重共線性がありそうか確認します.

* **コックス比例ハザードモデル**でも多重共線性が起きますが，VIF のような数値は出ないので，事前に探しておきます.

* ECOGPS と KPS はどちらも全身状態を表すので相関があるかもしれません.

* ECOGPS, KPS, 年齢の散布図行列を描きます. 散布図行列では ECOGPS と KPS が相関がありそうです.

* ECOGPS は順序尺度なので,スピアマンの順位相関係数を使います. 練習用データ1と同様の解析を行い, KPS と ECOGPS は相関係数−0.8 で負の強い相関関係がありました（P＜0.001）.

* 説明変数に強い相関関係がある場合は，回帰分析で多重共線性が起きやすいです. 今回は KPS は抜いて ECOGPS のみをコックス比例ハザードモデルに入れることにします.

練習用データ9
コックスハザードモデル

比例ハザード性の検定

p≦0.05：比例ハザード性は成り成っていない
p＞0.05：比例ハザード性は成り成っている（とする）

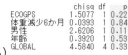

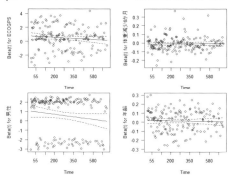

時間（time）に伴って明らかな
変化がなければ比例ハザード性
は成り立っているとする

生存期間と ECOGPS，体重著明増減，男性，年齢との因果関係をコックス比例
ハザードモデルで調べます．

比例ハザード性が成り立っていなければ正しい結果が出ません．**比例ハザード**
性の検定で P＞0.05 です．また，**比例性の診断プロット**で時間（time）に伴っ
て明らかな変化がないので，比例ハザード性は成り立っているとします[117]．

:::: EZR の操作例

「統計解析」→「生存期間の解析」→「生存期間に対する多変量解析（Cox 比例
ハザード回帰）」で，「時間」を観察期間，「イベント」をイベント，「説明変数」
に ECOGPS，体重減少 6 か月，男性，年齢を式に入れます．「オプション」は比
例ハザード性の分析を行う，マルチンゲール残差をプロットするにします．

※比例ハザード性が成り立たない場合には，RMST を使った多変量解析という方
　法がありますが，EZR では RMST での解析はスクリプトを入力しなければ実施
　できず，3 群以上の比較は搭載されていません．

マルチンゲール残差プロット

明らかに偏っていなければ OK

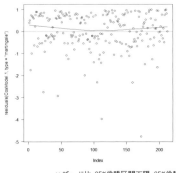

	ハザード比	95%信頼区間下限	95%信頼区間上限	P値
ECOGPS	1.6500	1.2850	2.119	0.0000869
体重減少6か月	0.9911	0.9783	1.004	0.1820000
男性	1.7930	1.2710	2.531	0.0008860
年齢	1.0130	0.9943	1.033	0.1707000

ECOGPS と男性はリスク因子

◈ **マルチンゲール残差プロット**は，大きく外れている値がなく，0 を対称に上下が大体同じくらいで，大体右にまっすぐに線が引ければ問題ありません．

◈ 男性 (HR 1.8, 95%CI 1.3-2.5, P＜0.01) と ECOGPS (HR 1.7, 95%CI 1.3-2.2, P＜0.01) が有意にハザード比が高く，体重減少 6 か月（HR 1.0, 95%CI 1.0-1.0, P＝0.2）と年齢（HR 1.0, 95%CI 1.0-1.0, P＝0.2）は有意ではありません．

※体重減少 6 か月を区切って解析した場合も同様の結果が出ます．

練習用データ10　癌で流行りのグラフ

waterfall plot

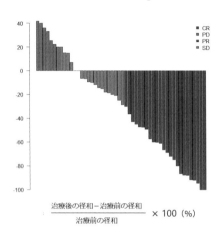

$$\frac{治療後の径和 - 治療前の径和}{治療前の径和} \times 100 \ (\%)$$

swimmer plot

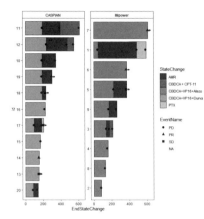

練習用データ 10 は，癌領域で近年使われるようになったグラフです．

waterfall plot は，1 例ごとの腫瘍縮小効果の棒グラフです．1 例ごとの最大の腫瘍縮小割合を計算し，効いていない順に並べます．

EZR の操作例

サンプルデータの練習用データ 10 waterfall plot.csv を使います．

「グラフと表」→「整列チャート」で，「目的変数」を縮小率，「因子」を RECIST に，「グラフの種類」は棒グラフ，「順序」は降順にします．

※ EZR では自動的にカラーになります．

※ swimmer plot は，1 例ごとの生存時間と腫瘍縮小効果の棒グラフです．1 例ご
との生存期間のグラフに，効果判定などのイベントを併せて示します．

::::: **EZR の操作例**

サンプルデータの 練習用データ 10 swimmer plot.csv を使います．

項目の regimen1 ～ 3 は 1st line ～ 3rd line のレジメ名，regimen1 ～ 3end はその
レジメ終了日，event1 ～ 3 はそれぞれの最終効果判定，timeevent は効果判定日
です．

「グラフと表」→「スイマープロット」で，「状態を示す変数」を regmen1,
regmen2, regmen3 に，「イベント名を示し変数」を event1, event2, event3 に，「矢
印の有無を示す変数」を Censored に，「群別する変数」を group にします．

「状態の終了時点を示す変数：regimen1」は，regimen1end を選びます．同様に「状
態の終了時点を示す変数：regimen2」は regimen2end を，「状態の終了時点を
示す変数：regimen3」は regimen3end を選びます．

「イベント発生時点を示す変数：event1」は timeevent1 を選びます．同様に「イ
ベント発生時点を示す変数：event2」は timeevent2 を，「イベント発生時点を
示す変数：event3」は timeevent3 を選びます．

※このグラフではタイトル行を日本語にするとエラーが起きるので半角英数字を
使っています．

練習用データ11　観察研究

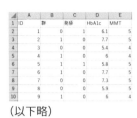

（以下略）

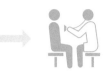

対照群
30 例

マッチング　　　1 か月後

治療群
30 例

変数

群
　0：対照群
　1：治療群
HbA1c（%）
発疹
　0：なし
　1：あり

徒手筋力テスト（MMT）

Grade	
5	normal
4	good
3	fair
2	poor
1	trace
0	zero

```
Variable: HbA1c
     平均 不偏標準偏差  0% 25% 50%  75% 100%  n
0 6.113333    1.0125874 3.4 5.6 5.95 6.900  7.8 30
1 6.643333    0.9000702 4.9 6.0 6.60 7.425  8.2 30

Variable: MMT
     平均 不偏標準偏差  0% 25% 50% 75% 100%  n
0  4.3    0.7497126  3   4   4   5    5 30
1  4.4    0.7701321  3   4   5   5    5 30

         群=0 群=1
発疹=0   15   25
発疹=1   15    5
```

練習用データ 11 は，60 例の自己免疫疾患の患者さんの観察研究で，患者背景をマッチングしている探索的研究という設定です．アウトカムを発疹，HbA1c，MMT として，治療から 1 か月後のアウトカムに 2 群に差があるかを調べます．

対照群 30 例，治療群 30 例です．

死亡は名義尺度，HbA1c は比率尺度，MMT は順序尺度です．

欠損値はありません．

探索的研究のため標本サイズの設計はされていませんが，何らかの不可抗力により検定せざるを得ず，またアウトカムに関連する患者背景はマッチングできている，という設定です．

練習用データ 1 と同様に数値による要約と，ヒストグラムでデータの分布を見ます．詳細は省きますが，MMT は 3 ～ 5 の 3 段階のみ，HbA1c はばらつきは少なく正規分布に近いです．発疹は対照群で 15/30，治療群で 5/30 です．

フィッシャーの正確確率検定

群
　　0：対照群
　　1：治療群

```
> Fisher.summary.table
       群=0 群=1 Fisher検定のP値
発疹=0   15   25         0.0127
発疹=1   15    5
```

発疹
　　0：なし
　　1：あり

- 2群で，発疹に差があるかを調べます．
- 調べたいものが差で，発疹の有無は名義尺度，対応のない2群の検定です．**フィッシャーの正確確率検定**をします（→p.125）．2群で差は有意です（P＝0.01）．
- 探索的研究ですがマッチングで交絡因子の影響を除いているので，差が有意という結果には意味があります．

:::: EZR の操作例

「統計解析」→「名義変数の解析」→「分割表の作成と群間の比率の比較（Fisherの正確検定）」で，行の選択を発疹に，列の選択を群にします．オプションは，仮説検定はフィッシャーの正確検定にします．行と列は逆でも構いません．

※フィッシャーの正確確率検定はそもそも片側検定で開発されました[118]が，EZRでは両側検定の値が出ます．

ウェルチのt検定

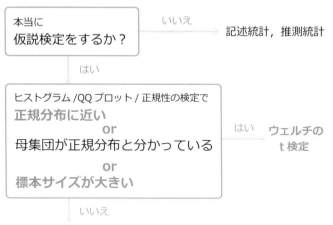

```
         Welch Two Sample t-test              > summary.ttest
                                                         平均   標準偏差    P値
data:  HbA1c by factor(群)                    群=0 6.113333 1.0125874 0.0364
t = -2.1427, df = 57.213, p-value = 0.0364    群=1 6.643333 0.9000702
alternative hypothesis: true difference in means is not equal to 0
95 percent confidence interval:
 -1.02526966 -0.03473034
sample estimates:
mean in group 0 mean in group 1
      6.113333        6.643333
```

- 2群でHbA1cに差があるかを調べます.

- 調べたいものが差で，HbA1cは比率尺度，対応のない2群の検定です.

- HbA1cはヒストグラムは正規分布に近く（→p.116），また標本サイズは30以上あるので（→p.120）**ウェルチのt検定**をします.

- 2群で差は有意です（t = − 2.1, df = 57, P = 0.04）. 探索的研究ですがマッチングで交絡因子の影響を除いているという設定なので，差が有意という結果には意味があります.

⋮⋮⋮ EZR の操作例

「統計解析」→「連続変数の解析」→「2群間の平均値の比較（t検定）」で，目的変数を年齢に，比べる群をアウトカムにします. オプションは，対立仮説は両側，等分散と考えますか？は，いいえ（Welch検定）にします.

ブルンナー・ムンチェル検定

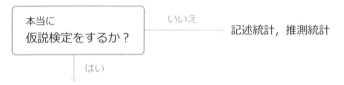

```
本当に
仮説検定をするか？
```
いいえ → 記述統計，推測統計

はい ↓

WMW 検定 or ブルンナー・ムンチェル検定

```
        Brunner-Munzel Test
data: MMT[群 == levels(as.factor(群))[1]] and MMT[群 == levels(as.factor(群))[2]]
Brunner-Munzel Test Statistic = 0.60562, df = 57.711, p-value = 0.5471
95 percent confidence interval:
 0.4039344 0.6793989
sample estimates:
P(X<Y)+.5*P(X=Y)
        0.5416667


     最小 25% メディアン 75% 最大   P値
群=0   3   4           4   5   5   0.547
群=1   3   4           5   5   5
```

◦ 2 群で MMT に差があるかを調べます．

◦ 調べたいものが差で，MMT は順序尺度，対応のない 2 群の検定です．

◦ WMW 検定か**ブルンナー・ムンチェル検定**ですが，今回はブルンナー・ムンチェル検定をします．

◦ 2 群で差は有意ではありません（Brunner-Munzel Test Statistic = 0.6，df = 58，P = 0.5）．

⠿ EZR の操作例

「統計解析」→「ノンパラメトリック検定」→「2 群間の比較（Mann − Whitney U 検定）」で，目的変数を WFNS 分類に，比べる群をアウトカムにします．オプションは，対立仮説は両側，検定のタイプは Brunner-Munzel 検定にします．

※ WMW 検定をする場合は，検定のタイプをデフォルトにします．

第4章 4 臨床研究の相談先

臨床医が 介入研究で
専門家に相談すべき理由

- ### 臨床研究の 法律がすぐ変わる
  軽微な侵襲？ オプトアウト？

- ### 参加する患者さんは直接的な メリットがない
  介入研究では有害事象で デメリットも！

医療統計の考え方が身についたら,臨床研究をやりたくなってくると思います.
臨床研究の法律は解釈が難しく,しばしば変わります.軽微な侵襲はどこまで？
インフォームドコンセントはどこまで必要？ オプトアウトはどこまで許される
る？など判断が難しいことが多々あります.

臨床研究では,参加する患者さんは直接的なメリットがありません.観察研究
なら患者さんへのデメリットはあまりありませんが,介入研究では患者さんへ
の実害が出ます.研究方法が間違っていると大変なことになります.

特に介入研究はできるだけ専門家に相談した方が良いです.

医師にお願いしたいこと

- **取り返しがつく時点で相談してほしい**

  もっと早く！　もっと前に！

  アイデアの時点で　研究計画書を書く前に　予算を取る前に

- 研究目的を考えてほしい

- 共著者に入れてほしい

- 予算を取ってほしい

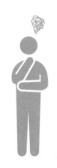

気をつけましょう！

- 医師にお願いしたいことを統計家の先生に聞いてみました.

- 満場一致は,「もっと早く相談してほしい」です.データを集める前,予算を取る前,研究計画書より倫理審査よりも臨床研究の登録よりも前です.

- 取り返しがつくうちに相談しましょう.

- 研究目的がはっきりしなければプロトコールを書けません.なんとなくデータを集めて解析するのではなく,研究目的をはっきりと考えましょう.

- 共著者に入れてほしいという意見も一部ありました.プロトコールや解析に深くご協力いただいた場合は,謝辞よりは共著者にさせていただくのが筋です.共著者に載ることは実績であり敬意です.

- 臨床研究のリソースの維持のためには費用が必要です.それ相応の対価をお支払いできるように,研究者の施設で予算をとれるように頑張りましょう.

臨床研究の相談先

所属施設の 臨床研究センター
ない施設も多い

臨床研究中核病院
神戸大学医学部附属病院 臨床研究推進センター

九州大学病院 ARO 次世代医療センター

岡山大学病院 新医療研究開発センター

名古屋大学医学部附属病院 先端医療開発部

など 14 施設（2022 年 3 月現在）

臨床研究に力を入れている施設
久留米大学 臨床研究センター

大阪公立大学 医療統計学

広島大学病院 広島臨床研究開発支援センター

では，統計家の先生はどこにいらっしゃるのでしょうか？まずは，所属施設の臨床研究センターです．多くの場合は学内のみ対応可です．残念ながら臨床研究センターがない施設も多いです．

厚生労働省に認められた臨床研究中核病院があります．2022 年 3 月現在 14 施設あり，厚生労働省のホームページで確認できます．積極的に受け入れている施設もあれば，金銭面や人的資源の点から院外の受け入れを制限している施設もあり様々です．

他にも，久留米大学や大阪公立大学など研究や教育に力を入れている施設もあります．

上記は本誌への掲載を許可いただいた施設です．いずれの施設でも，費用・対応する研究の種類・相談内容・オーサーシップなどは施設や状況によりかなり流動的です．依頼前に各施設のホームページより問い合わせましょう．

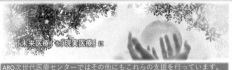

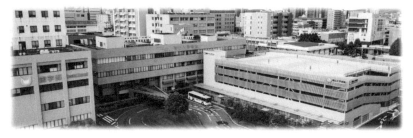
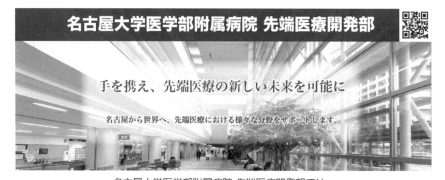

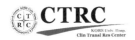

神戸大学医学部附属病院
臨床研究推進センター

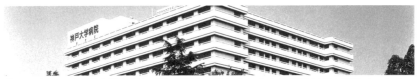

当センターでは、学内外を問わず臨床研究に関わるあらゆる相談を受け付けています。
以下の二つの相談で、臨床研究の様々な場面のご相談に対応します。

◆ 臨床研究相談：
臨床研究と開発戦略に精通した医師と、経験豊富な生物統計家が皆さんと一緒に研究計画を考えます。「誰かにちょっと聞きたい」も是非ご相談ください。

◆ 統計コンサルテーション：
サンプルサイズ設計や研究デザインから解析手法や結果の解釈、論文査読対応まで、生物統計家が解決案を提案します。

臨床研究相談は年間で約200件の相談実績があり、完全無料(学外の方も初回無料)で実施しています。
統計コンサルテーションは規定料金が発生します。
臨床研究関連業務の委託をご検討中の方も
まずは臨床研究相談にご相談ください。

↓ご相談はこちらから

神戸大学医学部附属病院
臨床研究推進センター
〒650-0017
神戸市中央区楠町7丁目5-2
TEL:078-382-5400 (総合窓口)

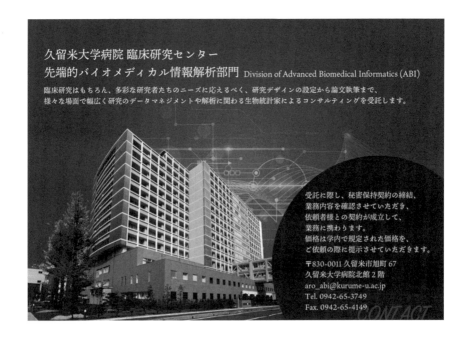

久留米大学病院 臨床研究センター
先端的バイオメディカル情報解析部門 Division of Advanced Biomedical Informatics (ABI)

臨床研究はもちろん、多彩な研究者たちのニーズに応えるべく、研究デザインの設定から論文執筆まで、
様々な場面で幅広く研究のデータマネジメントや解析に関わる生物統計家によるコンサルティングを受託します。

受託に際し、秘密保持契約の締結、
業務内容を確認させていただき、
依頼者様との契約が成立して、
業務に携わります。
価格は学内で規定された価格を、
ご依頼の際に提示させていただきます。

〒830-0011 久留米市旭町 67
久留米大学病院北館 2 階
aro_abi@kurume-u.ac.jp
Tel. 0942-65-3749
Fax. 0942-65-4149

CONTACT

医療統計に関わる指針

PMDA 独立行政法人 医薬品医療機器総合機構
https://www.pmda.go.jp/index.html
　厚生労働省のブレイン的存在．データサイエンスラウンドテーブルやデータサイエ
　ンス部会の資料など．

ICH（医薬品規制調和会議）ガイドライン日本語版
https://www.pmda.go.jp/int-activities/int-harmony/ich/0011.html
　製薬系のガイドライン．

FDA Clinical Trials Guidance Documents
https://www.fda.gov/regulatory-information/search-fda-guidance-documents/clinical-
trials-guidance-documents
　FDA（アメリカ食品医薬品局，Food and Drug Administration）のガイドライン．

JCOG 検証的試験の統計的原則と試験デザイン
http://www.jcog.jp/basic/policy/A_020_0010_07.pdf

CONSORT 2010 声明（BMJ 2010;340:c332.）
　ランダム化比較試験の報告についての声明．
　日本語の解説あり（薬理と治療 2010;38:939-947.）

SPIRIT 2013 声明（Ann Intern Med 2013;158:200-7.）
　介入試験のプロトコールについての声明．
　日本語の解説あり（薬理と治療 2010;45:1895-1910.）

STROBE 声明（Int J Surg 2012;12:1495–1499.）
　観察研究の声明．日本語訳あり（関節リウマチ 2019;31:85-87.）

その他にも予測モデルの TRIPOD 声明，システマテックレビューやメタアナリシスの
PRISMA 声明など．

無料で統計を勉強できるサイト

ICRweb
https://www.icrweb.jp/icr_index.php
◉ 講義動画あり.

AMED 支援 国際紙プロジェクト
https://www.amed.go.jp/page_000001_00542.html
◉ 新谷歩先生の EZR の解説動画.

EUA （EXSUS User Association）
◉ Excel で SAS を使えるよう株式会社 EP クロアが開発した EXSUS（イグザス）のユーザー会. 故 浜田知久馬先生の資料など.

SAS ユーザー会
https://www.sas.com/ja_jp/usergroups.html
◉ 統計の専門家向け.

第 2 期医薬安全性研究会
https://biostat.jp/top.php
◉ 製薬系.

京都大学 OCW
https://ocw.kyoto-u.ac.jp/
◉ しまりす佐藤俊哉先生の「臨床研究者のための生物統計学」は必聴.

井口研究室ホームページ
https://biolab.sakura.ne.jp/index.html

安全性評価研究会
https://tanigaku.jp/wp/
◉ 創薬系で松本一彦先生の解説あり.

謝辞

統計の監修をお引き受けいただいた柳川堯先生，自治医科大学 神田善伸先生には EZR の使用と掲載の許可をいただきました．ありがとうございます．

ココナラでは biostat 先生には製薬統計をご教授いただき，データサイエンティストの先生方はアンケートにご協力いただきました．mitsudegu 様には校正にご協力いただきました．

長崎大学病院の佐藤俊太朗先生には匿名の質問箱で有益なアドバイスをいただきました．

久留米大学病院，大阪公立大学，神戸大学医学部附属病院，広島大学病院，筑波大学附属病院，慶應義塾大学病院，千葉大学医学部附属病院，東京大学医学部附属病院，北海道大学病院，岡山大学病院，東北大学病院，順天堂医院，京都大学医学部附属病院，名古屋大学医学部附属病院，九州大学病院の担当者様には臨床研究の相談状況についてご教授いただきました．

MSD 永田剛士様，サノフィ 岩田岳城様，日本ベーリンガーインゲルハイム 小林希様，グラクソ・スミスクライン 仮屋忠和様，同 吉川蔵様，アストラゼネカ 北野剛久様，ファイザー 藤田華世様，同 疋田克善様，ブリストル・マイヤーズ スクイブ 島田貴史様，中外製薬 水野可鈴様，日本イーライリリー 佐藤祥一郎様，武田薬品工業 三谷雅也様，塩野義製薬 東孝典様，エーザイ 大川佑介様など製薬会社の方々には企業主導研究について情報提供いただきました．出版する機会をいただいた東京図書編集の河原さん，ありがとうございます．

この本が臨床医の先生と研究支援者を結ぶ一助になればと思います．

索 引

参考文献

1 柳川 堯．p 値は臨床研究データ解析結果報告に有用な優れたモノサシである．計量生物学 2017;38:153-161.

2 Altman DG. The scandal of poor medical research. BMJ 1994;308:283.

3 高橋 信：マンガでわかる統計学．オーム社 13-64, 2004.

4 Hulley SB，ほか．医学的研究のデザイン―研究の質を高める疫学的アプローチ 第 3 版．メディカル・サイエンス・インターナショナル 55-56, 73, 2009.

5 栗原伸一．入門統計学―検定から多変量解析・実験計画法まで―．オーム社 207, 241, 2011.

6 清水裕士，ほか．社会心理学のための統計学 心理学のための統計学 3 ―心理尺度の構成と分析．誠信書房 8-9, 20-38, 2017.

7 Sulivan GM, et al. Analyzing and interpreting data from likert-type scales. J Grad Med Educ 2013;5:541-542.

8 Thomas A. Lang．わかりやすい医学統計の報告 医学論文作成のためのガイドライン〈原著第 2 版〉．中山書店 3-14, 56, 82-89, 2011.

9 丹後俊郎，ほか．医学への統計学（統計ライブラリー）第 3 版．朝倉書店 17-20, 2013.

10 吉田寛輝．いちばんやさしい医療統計．アトムス 29, 125, 2019.

11 奥田千恵子．親切な医療統計学．金芳堂 12-14, 166, 2014.

12 池田郁男．実験で使うとこだけ生物統計 1 キホンのキ 改訂版．羊土社 70, 2017.

13 神田善伸．EZR でやさしく学ぶ統計学 改訂 3 版〜EBM の実践から臨床研究まで〜．中外医学社 173, 2020.

14 池田郁男．統計検定を理解せずに使っている人のために I 科学と生物 2013;51:318-325.

15 栗原伸一．入門統計学（第 2 版）―検定から多変量解析・実験計画法・ベイズ統計学まで―．オーム社 42, 55, 71, 152, 169, 2021.

16 浅井 隆．こっそりマスターシリーズ いまさら誰にも聞けない医学統計の基礎のキソ 第 3 巻 研究の質を評価できるようになろう！．アトムス 120-123, 2010.

17 浜田知久馬．新版 学会・論文発表のための統計学―統計パッケージを誤用しないために．真興交易医書出版部 65-74, 107-135, 174-208, 2012

18 ハーベイ モトルスキー．数学いらずの医科統計学 第 2 版．メディカル・サイエンス・インターナショナル 104-109, 120-124, 207, 325-330, 352, 384, 2011.

19 浅井 隆．こっそりマスターシリーズ いまさら誰にも聞けない医学統計の基礎のキソ 第 1 巻 まずは統計アレルギーを克服しよう！．アトムス 11-34, 41-58, 2010.

20 豊田秀樹．瀕死の統計学を救え―有意性検定から「仮説が正しい確率」へ．朝倉書店 74-91, 2020.

21 Andrew J. Vickers．p 値とは何か 統計を少しづつ理解する 34 章．丸善出版 65-77, 2013.

22 Wasserstein RL, et al. The ASA's statement on p-values: Context, process, and purpose. The Am Stat 2016;70:129-133.

23 西内 啓．統計学が最強の学問である．ダイヤモンド社 169-178, 2013.

24 対馬栄輝．医療統計解析使いこなし実践ガイド 臨床研究で迷わない Q&A．羊土社 33, 102, 122, 154, 2020.

25 柳川 堯．P 値 その正しい理解と適用 統計スポットライト・シリーズ 3．近代科学社 21-31, 46-47, 2018.

26 Baker M. Statisticians issue warning over misuse of P values. Nature 2016;531:151.

27 Amrhein V, et al. Scientists rise up against statistical significance. Nature 2019;567:305-307.

28 Greenland S, et al. Statistical tests, P values, confidence intervals, and power: a guide to misinterpretations. Eur J Epidemiol 2016;31:337-350.

29 水本 篤，ほか．研究論文における効果量の報告のために：基本的概念と注意点．英語教育研究 2008;31:57-66.

30 大久保街亜，ほか．伝えるための心理統計：効果量・信頼区間・検定力．勁草書房, 2012.

31 Cowles M, et al. on the origins of the .05 level of statistical significance. Am Psycho 1982;37:553-558.

32 医薬品医療機器総合機構．the ICH Steering Committee. 臨床試験のための統計的原則．https://www.pmda.go.jp/files/000156112.pdf

33 新谷 歩．今日から使える医療統計．医学書院 32, 73, 105-107, 2015.

34 Althouse AD. Post Hoc Power: Not Empowering, Just Misleading. J Surg Res 2021;259:A3-A6.

35 水本 篤，ほか．効果量と検定力分析入門―統計的検定を正しく使うために 2010 年度部会報告論集「より良い外国語教育のための方法」,

47-73, 2011.

36 Ludbrook J. Should we use one-sided or two-sided P values in tests of significance?. Clin Exp Pharmacol Physiol 2013;40:357-361.

37 柳井久江. 4Steps エクセル統計【第3版】. オーエムエス出版 32,81-99,183-196, 2011.

38 Katz MH. 医学的介入の研究デザインと統計 ランダム化／非ランダム化研究から傾向スコア, 操作変数法まで. メディカル・サイエンス・インターナショナル 37-39, 101-106, 2013.

39 Japan Clinical Oncology Group. 検証的試験の 統計的原則と試験デザイン. http://www.jcog.jp/basic/policy/A_020_0010 _07.pdf

40 丹後俊郎. 非劣性と優越性との交換と非劣性 マージンの選択に関する統計的論点について. 計量生物学 2006;27:s116-s119.

41 話 題 4：Points to Consider on Switching between Superiority and Non-inferiority; Guideline on the Choice of Non-inferiority Margin 討論の部. 計量生物学 2006;27:s120-s126.

42 里見清一, ほか. 誰も教えてくれなかった癌 臨床試験の正しい解釈. 中外医学社, 2011.

43 新谷 歩. あなたの臨床研究応援します 医療統計につながる正しい研究デザイン, 観察研究の効果的なデータ解析. 羊土社 101-103, 122, 2019.

44 千葉康敬. 「医療統計力」を鍛える！―事例で学べる数式ほとんどなしのテキスト―. 総合医学社 143-144, 173, 2015.

45 中村好一. 基礎から学ぶ楽しい疫学 第3刷. 医学書院 53,97-106, 2012.

46 吉River健一. サブグループ解析とその限界. 医学のあゆみ 2022;280:385-389.

47 丹後俊郎. 新版 統計学のセンス デザインする 視点・データを見る目（医学統計学シリーズ1）. 朝倉書店 131-136, 2018.

48 康永秀生, ほか. できる！傾向スコア分析 SPSS・Stata・R を用いた必勝マニュアル. 金原出版 30-39, 2018.

49 星野崇宏, ほか, 傾向スコアを用いた共変量 調整による因果効果の推定と臨床医学・疫学・薬学・公衆衛生分野での応用について. 保健 医療科学 2006;55:230-243.

50 岡本悦司. 医療経済研究へのプロペンシティ スコア（傾向スコア）法の活用～特定保健指 導の経済評価の経験から～. 医療経済研究 2012;24:73-85.

51 新谷 歩. みんなの医療統計 多変量解析編 10 日間で基礎理論と EZR を完全マスター！. 講 談社 250-252, 2017.

52 Yasunaga H. Introduction to Applied Statistics? Chapter 1 Propensity Score Analysis. 臨床疫学年報 2020;2:33-37.

53 Austin PC. An Introduction to Propensity Score Methods for Reducing the Effects of Confounding in Observational Studies. Multivariate Behav Res 2011;46:399-424.

54 高橋 信. すぐ読める生存時間解析―カプラン・マイヤー法／ロジスティック回帰分析／コックスの比例ハザードモデルが, よくわかる！. 東京図書 14-15, 28-33, 2007.

55 山崎 力, ほか. 全体像がひと晩でわかる！臨 床研究いろはにほ. ライフサイエンス出版 17-42, 2015.

56 O'Fee K, et al. Assessment of Nonfatal Myocardial Infarction as a Surrogate for All-Cause and Cardiovascular Mortality in Treatment or Prevention of Coronary Artery Disease: A Meta-analysis of Randomized Clinical Trials. JAMA Intern Med 2021;181:1575-1587.

57 寒水孝司, ほか. 主要評価変数が複数ある臨 床試験の統計的諸問題. 計量生物学 2013;34:35-52.

58 Boutron I, et al. Reporting and interpretation of randomized controlled trials with statistically nonsignificant results for primary outcomes. JAMA 2010;26:2058-2064.

59 Chan AW, et al. Empirical evidence for selective reporting of outcomes in randomized trials: comparison of protocols to published articles. JAMA 2004;291:2457-2465.

60 横山徹爾, ほか. オッズ比と相対危険の関係. 日本循環器管理研究協議会雑誌 1998;33:36-39.

61 中野重行. プラセボ対照二重盲検比較試験に おける盲検性の水準とその確保. 薬理と治療 2014;42:317-324.

62 川村 孝. 臨床研究の教科書―研究デザインと データ処理のポイント. 医学書院 136-138, 146-148, 2016.

63 角間辰之, ほか. 臨床試験のデザインと解析 ―薬剤開発のためのバイオ統計（バイオ統計 シリーズ2）. 近代科学社 133-138, 2012.

64 折笠秀樹. クロスオーバー試験の計画および 解析. 薬理と治療 2016;44:1261-1276.

65 Modified Intention to Treat: frequency, definition and implication for clinical trials. https://abstracts.cochrane.org/2007-sao-paulo/modified-intention-treat-frequency-definition-and-implication-clinical-trials

66 康永秀生, 他. 超絶解説 医学論文の難解な統 計手法が手に取るようにわかる本. 金原出版 126-140, 2019.

67 高橋将宜, ほか. 欠測データ処理 ―R による

単一代入法と多重代入法—（統計学 One Point 5）. 共立出版, 2017.

68 Altman DD, et al. The cost of dichotomising continuous variables. BMJ 2006;322:1080.

69 A'Hearn B, et al. Height and the Normal Distribution: Evidence from Italian Military Data. Demography 2009;46:1-25.

70 厚生労働省. 後発医薬品の生物学的同等性試験ガイドライン.
https://www.mhlw.go.jp/bunya/iryou/kouhatu-iyaku/dl/30_0004.pdf

71 Rochon J, et al. To test or not to test: Preliminary assessment of normality when comparing two independent samples. BMC Med Res Methodol 2012;12:81.

72 Lumley T, et al. The importance of the normality assumption in large public health data sets. Annu Rev Public Health 2002;23:151-169.

73 Barrett JP, et al. When is n Sufficiently Large?. Am Stat 1976;30:67-70.

74 ミッチェル H. カッツ. 医学的研究のための多変量解析 一般回帰モデルからマルチレベル解析まで. メディカル・サイエンス・インターナショナル 55-58, 114-118, 2008.

75 折笠秀樹. 少数例のときの平均値の差の検定. 薬理と治療 2020;48:729-733.

76 浜田知久馬. 解説論文 ノンパラメトリック検定の考え方. アプライド・セラピューティクス 2015;6:63-69.

77 Haviland MG. Yates's correction for continuity and the analysis of 2×2 contingency tables. Stat Med 1990;9:363-367.

78 神田善伸. 初心者でもすぐにできる フリー統計ソフト EZR (Easy R) で誰でも簡単統計解析. 南江堂 92-99, 108-117, 2014

79 池田郁男. 実験で使うとこだけ生物統計 2 キホンのホン 改訂版. 羊土社 140, 204, 2017

80 新谷 歩. みんなの医療統計 12 日間で基礎理論と EZR を完全マスター！. 講談社 69-74, 84-91, 177-180, 2016

81 永田 靖. 入門 統計解析法. 日科技連 97-103, 1992

82 芝田征司. 数学が苦手でもわかる心理統計法入門—基礎から多変量解析まで. サイエンス社 103-104, 167-180, 2017

83 Delacre M, et al. Why Psychologists Should by Default Use Welch's t-test Instead of Student's t-test. International Review of Social Psychology 2017;30:92-101.

84 名取真人. マン・ホイットニーの U 検定と不等分散時における代表値の検定法. 霊長類研究 2014;30:173-185.

85 対馬栄輝. 医療系データのとり方・まとめ方 — SPSS で学ぶ実験計画法と分散分析. 東京図書 181-188, 2013

86 浜田知久馬, ほか. 薬理学研究での統計手法の実態—典型的な誤用とその解決方法. 日本薬理学雑誌 2009;133:306-310.

87 永田 靖. 多重比較法の実際. 応用統計学 1998;27:93-108.

88 森川敏彦. 臨床試験における多重性問題への統計的接近法. 計量生物学 2008;29:S15-S32.

89 厚生労働省. がん免疫療法開発のガイダンス 後期臨床試験の考え方.
https://www.pmda.go.jp/files/000221609.pdf

90 折笠秀樹. 臨床試験における中間評価の必要性. 計量生物学 2000;21:S1-S25.

91 Schober P, et al. Correlation Coefficients: Appropriate Use and Interpretation. Anesth Analg 2018;126:1763-1768.

92 Sun GW, et al. Inappropriate use of bivariable analysis to screen risk factors for use in multivariable analysis. J Clin Epidemiol 1996;49:907-916.

93 デビット・ホスマー, ほか. 生存時間解析入門 原著第 2 版. 東京大学出版会 167-173, 2014.

94 高橋 信. マンガでわかる統計学 回帰分析編. オーム社 132-135, 2005.

95 EW Steyerberg, et al. Stepwise selection in small data sets: a simulation study of bias in logistic regression analysis. J Clin Epidemiol 1999;52:935-942.

96 Smith G. Step away from stepwise. Journal of Big Data 2018;5:32.

97 中村 剛. 新版 Cox 比例ハザードモデル（医学統計学シリーズ 3）. 朝倉書店 44-47, 2018.

98 高橋 信, ほか. マンガで分かる統計学 因子分析編. オーム社 15-63, 124-127, 2006.

99 小塩真司. 新装版 共分散構造分析 はじめの一歩 —図の意味から学ぶパス解析入門—. アルテ 8-83, 2020.

100 Vittinghoff E, et al. Relaxing the rule of ten events per variable in logistic and Cox regression. Am J Epidemiol 2007;165:710-718.

101 Riley RD, et al. Minimum sample size for developing a multivariable prediction model: PART II - binary and time-to-event outcomes. Stat Med 2019;38:1276-1296.

102 van Smeden M, et al. No rationale for 1 variable per 10 events criterion for binary logistic regression analysis. BMC Med Res Methodol 2016;16:163.

103 松尾太加志, ほか. 誰も教えてくれなかった因子分析—数式が絶対に出てこない因子分析入門—. 北大路書房 159, 2002.

104 Mundfrom DJ, et al. Minimum Sample Size Recommendations for Conducting Factor Analyses. International Journal of Testing 2005;5:159-168.

105 Dolnicar S, et al. Required Sample Sizes for Data-Driven Market Segmentation Analyses in Tourism. Journal of Travel Research 2013;53:296-306.

106 Mandrekar JN. Receiver operating characteristic curve in diagnostic test assessment. J Thorac Oncol 2010;5:1315-1316.

107 平林由広. 初めの一歩 メタアナリシス―"Revier Manager"ガイド. 克誠堂, 2014.

108 Higgins JPT, et al. Measuring inconsistency in meta-analyses. BMJ 2003;327:557-560.

109 Borenstein M, et al. Basics of meta-analysis: I^2 is not an absolute measure of heterogeneity. Res Synth Methods 2017;5:5-18.

110 Landis JR, et al. The Measurement of observer agreement for categorical data. Biometrics 1977;33:159-174.

111 Koo TK, Li MY. A Guideline of Selecting and Reporting Intraclass Correlation Coefficients for Reliability Research. J Chiropr Med 2016;5(2):155–163.

112 Sijtsma K. On the Use, the Misuse, and the Very Limited Usefulness of Cronbach's Alpha. Psychometrika 2009;74:107-120.

113 内田 治. すぐわかる SPSS によるアンケートの調査・集計・解析［第 5 版］. 東京図書 2-56, 2013.

114 村田吉徳. 数万件の汚いエクセルデータに困っている人のための Excel 多量データクレンジング. 秀和システム, 2019.

115 Mélard G. On the accuracy of statistical procedures in Microsoft Excel 2010. Computational statistics 2014;29:1095-1128.

116 Adrián V Hernández, et al. Covariate adjustment in randomized controlled trials with dichotomous outcomes increases statistical power and reduces sample size requirements. J Clin Epidemiol 2004;57:454-460.

117 金 明哲. R によるデータサイエンス（第 2 版）―データ解析の基礎から最新手法まで. 森北出版 308, 2017.

118 竹森幸一. 統計学入門書にみられる Fisher の直接確率法の両側確率と片側確率をめぐる混乱. 青森保健大雑誌 2006;7:187-190.

■著者紹介

梶原 浩太郎 （かじわら こうたろう）

日本赤十字社 松山赤十字病院呼吸器内科医師

2007 年　愛媛大学医学部卒
　　　　松山赤十字病院で研修医を経て 同病院で現職
　　　　日本呼吸器学会呼吸器専門医・指導医
　　　　日本内科学会総合内科専門医・指導医
　　　　日本がん治療認定医機構がん治療認定医

■監修者紹介

柳川 堯 （やながわ たかし）

1966 年　九州大学大学院理学研究科修士課程（統計数学）修了
1970 年　同校 理学博士
1975 年　オーストラリア CSIRO 上級研究員
1977 年　米国立がん研究所客員研究員
1981 年　米国立環境健康科学研究所客員研究員
1982 年　ノースカロライナ大学准教授
1992 年　九州大学教授（理学部）
2003 年　九州大学名誉教授
2004 年　久留米大学バイオ統計センター所長，教授を歴任し
　　　　現在，客員教授

日本計量生物学学会賞（2005 年）
日本統計学会賞（2007 年）
日本計量生物学会功労賞（2011 年）

本書に記載した URL，ソフトのバージョンは予告なく変更されることがあります．
本書では「Excel 2019/365」，「EZR 1.55」，「G*Power 3.1.9.7」を使用しています．バージョンアップにより本書内の手順が変更になる場合があります．
R および EZR は「完全に無保証」のソフトウェアです．EZR の使用による解析結果等について，弊社および著者は一切の責任を負いません．
本書内で使用しているデータは弊社 HP（http://www.tokyo-tosho.co.jp/）からダウンロード可能です．

●カバーデザイン＝高橋　敦（LONGSCALE）

レジデントのための医療統計のポイント
臨床研究から EZR 実践まで

2022 年 11 月 25 日　第 1 版第 1 刷発行

©Kotaro Kajiwara, Takashi Yanagawa 2022
Printed in Japan

著　者　梶　原　浩　太　郎

監　修　柳　川　　　堯

発行所　東京図書株式会社
〒 102-0072　東京都千代田区飯田橋 3-11-19
振替 00140-4-13803　電話 03（3288）9461
http://www.tokyo-tosho.co.jp/

ISBN 978-4-489-02395-8